まず知っておきたい！

がん治療の
お金, 医療サービス

編集 **山﨑知子**

宮城県立がんセンター 頭頸部内科　診療科長

事典

✕ ✕ ✕ ✕ ✕ ✕ ✕ ✕ 序 文 ✕ ✕ ✕ ✕ ✕ ✕ ✕ ✕ ✕

　がんと診断されて，治療を行い，社会復帰するまで，または緩和ケアに至るまで，患者さんにとっては初めての経験となることが多いです．自身の身体の不安のみならず，金銭の不安，社会復帰ができるかなど，様々な不安があると思います．

　本書の案を考えたのは，2020 年 4 月です．ちょうど新型コロナウイルス感染拡大のため，医療体制が大幅に変化した時期です．また，私の友人 M さんが胃がんと診断された時期に重なります．新型コロナウイルス感染症の影響で面会はかなわず，毎日手紙のやり取りをしました．手紙からは，彼女が感じた日々の喜び，感動，落胆，動揺，不安，怒り，悲しみをつぶさに感じ取ることができました．様々な感情を自分で整理しようとしているのがよく理解できました．そして，この複雑な感情を短い診療時間で，医師ひとりがすべて理解するのは困難であり，多職種の連携の重要性を改めて実感しました．なお，彼女は手術，補助療法である抗がん薬治療も無事終了し，今春，職場復帰の予定です．

　本書では，実際にがん治療を行った M さんが不安に思っていたことのほぼすべてを項目に組み込みました．さらに，日々の診療で患者さんからよく上がる質問も加え，この一冊でがんにかかわるお金と医療サービス，がん治療の正確な情報収集の方法，がんの予防などを理解いただけるように心がけました．

　本書の執筆にあたっては，医師，歯科医師，薬剤師，看護師，理学療法士，医療ソーシャルワーカーと多職種にわたっての協力をいただきました．本当にありがとうございます．

　本書で，私たち医療者と患者さん，ご家族との心の距離，理解の距離が近づくことを願っています．

2021 年 4 月

宮城県立がんセンター 頭頸部内科　診療科長

山﨑知子

CONTENTS

3. がん患者ができる節約: 医療費削減のためにできる小さなこと

1)がんを予防する(予防できるがんもある?早期発見には?)

2)効率よく病院を受診しましょう―患者力を高める―

Ⅱ　患者さんからよくある質問で学ぶ ―知っておきたいがん治療の実際―

Column 患者さんごとに使えるサービスは異なります

（ 執筆者一覧 ）

編　集

山﨑　知子　宮城県立がんセンター 頭頸部内科，診療科長

執筆者（執筆順）

山﨑　知子　宮城県立がんセンター 頭頸部内科，診療科長

小野　貴史　宮城県立がんセンター 患者サポートセンター 地域医療連携室，
　　　　　　医療ソーシャルワーカー

櫻場　晴美　宮城県立がんセンター 患者サポートセンター 地域医療連携室，
　　　　　　退院調整看護師

門馬　仁美　宮城県立がんセンター 看護部，看護師

星　真紀子　宮城県立がんセンター 患者サポートセンター
　　　　　　がん相談支援センター，副センター長/上席主任看護師

佐々木理衣　宮城県立がんセンター 看護部，看護師

臼渕　公敏　宮城県立がんセンター 歯科，診療科長

守田　　亮　秋田厚生医療センター 呼吸器内科，科長

土屋　雅美　宮城県立がんセンター 薬剤部，主任薬剤師

和田美智子　秋田厚生医療センター 地域連携センター 医療福祉相談室，
　　　　　　医療ソーシャルワーカー

吾妻　美里　宮城県立がんセンター リハビリテーション室，理学療法士

（2021 年 4 月現在）

（ 用語解説 ）

【悪性新生物】
あくせいしんせいぶつ

「悪性腫瘍」のことで「がん」とも呼ばれる．腫瘍とは，何らかの原因ででき
た異常な細胞が，からだの中に細胞のかたまりを作ることを指す．悪性腫瘍
とは，無秩序に増殖しながら広がったり（浸潤），からだのいたるところに新
しんじゅん
しいかたまりを作る（転移）ものを指す．

【エビデンス】

ある治療法がある病気や症状に対して，科学的に効果があることを示す根拠
となる検証結果や臨床結果のこと．治療法を選択する際，少しでも多くの患
者にとって安全かつ効果のある治療方法を選択する際の指針として利用され
る．

【がんゲノム医療】

遺伝情報に基づくがんの個別化治療（患者ごとに治療選択を行う治療のこと）
の一つで，主にがんの組織を用いて，がん遺伝子パネル検査で多数の遺伝子
を調べ，変異を明らかにすることで，一人ひとりの体質や病状に合わせた治
療を行う医療のこと．

【がん診療連携拠点病院】

専門的ながん医療の提供，地域のがん診療の連携協力体制の整備，患者・住
民への相談支援や情報提供などの役割を担う病院として，国が定める指定要
件をふまえて都道府県知事が推薦したものについて，厚生労働大臣が適当と
認め，指定した病院を指す．

【がん対策推進基本計画】

がん対策の総合的かつ計画的な推進をはかるため，がん対策の基本的方向に
ついて定めるとともに，都道府県がん対策推進計画の基本となるもの．

【がん免疫療法】

がん細胞を認識して攻撃する免疫細胞や免疫制御物質を体内または体外に誘
導し，それらを利用してがん細胞の殺傷，増殖阻害をはかる治療方法．

【キャンサーボード】

手術療法，放射線治療および抗がん薬治療に携わる専門的な知識および技能を有する医師や，その他の専門医師および医療スタッフら（看護師，歯科医師，薬剤師など）が参集し，がん患者の症状，状態および治療方針などの意見交換・共有・検討・確認などをするためのカンファレンスのこと．

【健康寿命】

寿命の長さ（平均寿命）から日常的・継続的な医療・介護に依存しないで，自分の心身で生命を維持し，自立した生活ができる生存期間を引いたもの．2000 年に WHO が提唱した．健康寿命が高い，寿命に対する健康寿命の割合が高いほど，寿命の質が高いとされ，医療費や介護費の削減に結び付くといわれている．

【5 年相対生存率】

治療でどのくらい生命を救えるのかを示す指標．がんと診断された人のうち，5 年後に生存している人の割合が，日本人全体において 5 年後に生存している人の割合と比較し，どのくらい低いかで表す．100％に近いほど，治療により生存につながるがん，0％に近いほど，治療が難しいであろうがんであることを意味する．

【再建手術】

手術療法で腫瘍を取り除いた際，臓器を切除したことによって機能が失われてしまう場合に，機能を回復させるために行われる手術．

【支持療法】

がんそのものによる苦痛をともなう症状や，抗がん薬治療や放射線治療による有害事象に対しての予防策，症状を軽減させるための治療のこと．

例：悪心・嘔吐時の制吐剤使用

抗がん薬における貧血，血小板減少時の輸血療法

疼痛における積極的な鎮痛剤使用

感染症が懸念される際の，予防的抗菌薬の内服

皮疹・皮膚乾燥における保湿，軟膏塗布　など，広範にわたる．

【自由診療】

　公的医療保険(健康保険，国民健康保険，後期高齢者医療制度)が適用されない診療のこと．保険診療と対になる診療である．

【術前・術後補助療法】

　術前補助療法：手術や放射線治療の前に実施される治療のこと．治療成績の向上や機能温存などを目的とする．

　術後補助療法：すべての病巣が手術や放射線治療で根治的にコントロールされたあとで，再発のリスクが高いと判断される症例に実施される．

【神経障害性疼痛】
<small>しんけいしょうがいせいとうつう</small>

　末梢から中枢神経系に及ぶ神経の損傷や機能障害によって引き起こされる痛み．外傷による神経の損傷，悪性腫瘍などによる物理的な圧迫，脳血管障害，外科手術，抗がん薬治療や放射線治療により生じる．

【浸潤】
<small>しんじゅん</small>

　がんが周囲に染み出るように広がっていくこと．

【生殖医療専門医】

　所定の研修や試験を受け，日本生殖医療学会が認めた生殖医療(不妊治療や妊孕性温存治療など)の専門医．産婦人科医や泌尿器科医がなることが多い．

【多職種連携】

　患者に質の高い治療やケアを提供するため，医師や看護師，歯科医師や歯科衛生士，薬剤師，医療ソーシャルワーカー(MSW)，言語聴覚士(ST)，作業療法士(OT)，理学療法士(PT)，管理栄養士など，患者に携わるさまざまな機関や専門職が連携し合うことを指す．

【妊孕性】
<small>にんようせい</small>

　妊娠するために必要な能力のこと．

【廃用症候群】
<small>はいようしょうこうぐん</small>

　治療やケガなどにより，長期間の安静や日常生活の不活発にともなって生じる身体的・精神的諸症状．筋力低下や関節拘縮，起立性低血圧，意欲の低下，うつなど，その諸症状は多岐にわたる．

【ピアサポーター】
　自分自身もしくは家族としてがんを経験し，同じような病気を患う患者，家族に対してサポートを行おうとする人．医療者とは異なり利用者と体験を共有しともに考える役割．

【標準治療】
　大規模な臨床試験によって，治療効果の可能性が示され，かつ安全性が許容された，最も推奨される治療法．

I

がんとお金,
医療サービス

⓪ がんについて知っておくべき知識

1）がんの疫学
―日本におけるがん発生の状況―

Ⅰ 日本における死亡の原因

　厚生労働省の「令和元年(2019)人口動態統計月報年計(概数)の概況」では，2019年の死因の順位は，第1位「悪性新生物<腫瘍>(がん)(27.3%)」，第2位「心疾患(高血圧性を除く)(15.0%)」，第3位「老衰(8.8%)」，第4位「脳血管疾患(7.7%)」，第5位「肺炎(6.9%)」となっています(図1)．そのなかで，悪性新生物(がん)は一貫して上昇しており，昭和56年(1981年)より第1位で推移しています．2019年においては，全死亡者のおよそ3.7人に1人は悪性新生物(がん)が死因となっているのが現状です[1]．

Ⅱ 日本におけるがんの統計のまとめ

　2019年にがんで死亡した人は376,392人(男性220,315人，女性156,077人)です[1]．

　2017年に新たに診断されたがん(全国がん登録)の症例は，977,393例(男性558,869例，女性418,510例(性別不詳例を除く))です[2]．

1．部位別にみたがんによる死亡率

　令和元年(2019年)の部位別にみたがんによる死亡率は，男性は肺がん，胃がん，大腸がんの順，女性は大腸がん，肺がん，膵臓がんの順に高いとされています(図2)[1]．

2．部位別にみたがんの罹患率

　2017年の部位別にみたがんの罹患率は，男性は前立腺がん，胃がん，大腸がんの順，女性は乳がん，大腸がん，肺がんの順に高いです．がんの罹患部位には，性別，年齢による違いがあるとされています．

　男性では，40歳以上では胃がん，大腸がん，肝がんなど，消化器がん

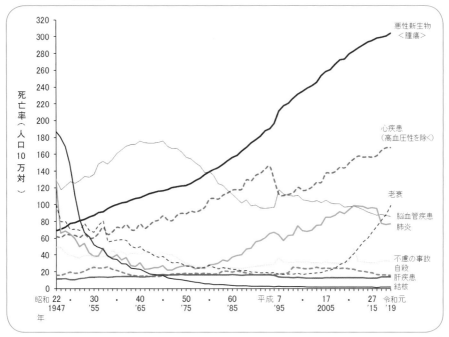

図1 主な死因別にみた死亡率（人口10万対）の年次推移

（文献1より引用）

が多くを占めます．しかし，70歳以上では消化器がんが占める割合は減少し，前立腺がんと肺がんの割合が増加します．

　女性においては，40歳台では乳がん，子宮がん，卵巣がんなど女性特有のがんが多くを占めています．ところが高齢になるにつれ，肺がんや消化器がんの割合が増加します[2]．

3．5年相対生存率について

　5年相対生存率とは，治療でどのくらい生命を救えるかを示す指標です．がんと診断された人のうち，5年後に生存している人の割合が，日本人全体において5年後に生存している人の割合と比較し，どのくらい低いかで表します．100％に近いほど，治療により生命を救えるがん（治療により生存につながるがん），0％に近いほど，治療で生命を救うことが難しいがん（治療が難しいであろうがん）であることを意味します．部位別では，前立腺や甲状腺，皮膚，乳房などで5年相対生存率の値は高く，膵臓や胆のう，肺などは低いとされています．治療の進歩とともに，

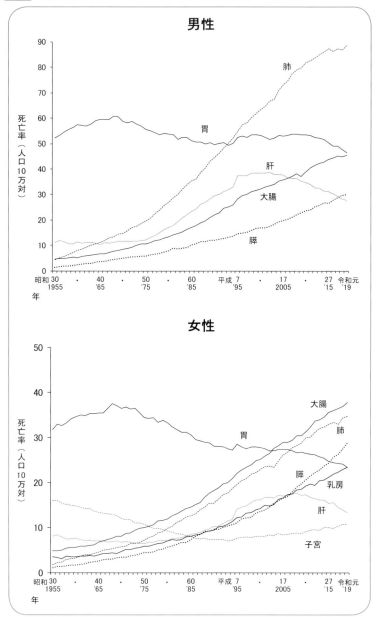

図2 悪性新生物の主な部位別にみた死亡率(人口 10 万対)の年次推移

注:1) 大腸の悪性新生物(がん)は,結腸の悪性新生物(がん)と直腸・S 状結腸移行部及び直腸の悪性新生物(がん)を示す.ただし,昭和 42 年までは直腸肛門部の悪性新生物を含む.
　　2) 平成 6 年以前の子宮の悪性新生物(がん)は,胎盤を含む.
　　3) 子宮の悪性新生物(がん)の死亡率については,女性人口 10 万に対する事である.

(文献 1 より引用)

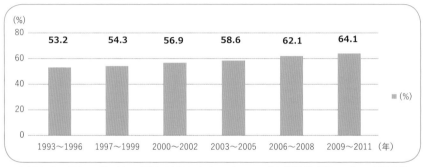

図3 がんの5年相対生存率(全がん)の推移

(地域がん登録に基づき, 国立がん研究センター　がん対策情報センターが集計)

がん全体における5年相対生存率は上昇しており, 2009～2011年の5年相対生存率は64.1%となっています(図3).

 まとめ

　がん治療の進歩により, 5年相対生存率が上昇しています. がん治療後の生活, 仕事などにもこれまで以上の配慮が欠かせないと考えます.

(山﨑知子)

🔍 文　献

1) 厚生労働省:令和元年(2019)人口動態統計月報年計(概数)の概況. 2020. 〔https://www.mhlw.go.jp/toukei/saikin/hw/jinkou/geppo/nengai19/index.html〕
2) 国立がん研究センター　がん情報サービス:最新がん統計. 〔https://ganjoho.jp/reg_stat/statistics/stat/summary.html〕

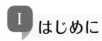

0　がんについて知っておくべき知識

2）がんの治療方法（手術療法，抗がん薬治療，免疫療法，放射線治療など）

Ⅰ　はじめに

　がんの治療には手術療法，抗がん薬治療，放射線治療などがあります．がん種や進行度によって治療方法が違います．また，単独の治療方法による治療以外にも，頭頸部がんの化学放射線療法のように，抗がん薬治療と放射線治療を併用するもの，胃がんの術後の再発予防のための補助薬物療法など，組み合わせる治療もさまざまあります．

　がんの治療の際は，治療の目的，治療の期間や内容（入院であれば入院期間，抗がん薬治療であれば予想される治療期間，放射線治療であれば照射の回数など），治療による副作用，生活における注意点など，治療方法を問わず十分に確認し，理解をすることが欠かせません．

Ⅱ　がんの治療方法について

1．手術療法

　手術の目的は，腫瘍を取り除くことです．臓器を切除することによって機能が失われてしまう場合には，機能を回復させるための再建手術を行うことがあります．手術の後に，再発予防のための，放射線治療や抗がん薬治療を行うこともあります．

2．抗がん薬治療

　殺細胞性抗がん薬，ホルモン療法薬などの内分泌療法薬，分子標的治療薬，免疫チェックポイント阻害薬などを用いた治療の総称となります．

　抗がん薬治療の目的には，①進行がんなど，症状緩和を目的とする治療，②手術療法での腫瘍切除後の再発を予防する術後補助療法，③手術や放射線治療前に行う術前抗がん薬療法，④放射線治療の効果を増強し，同時に遠隔転移を防ぐ目的で行う化学放射線療法などがあります．

　治療の目的や，抗がん薬治療の内容によって，治療の期間や副作用が

異なります．治療の前に，抗がん薬治療の目的，期間，起こりうる副作用について確認しておくことが重要です．また，将来，子どもを希望されている年齢の方であれば，妊孕性の温存について考慮する必要があります．がん治療前に，受精卵や卵子・精子などを保存するかどうかを，担当の医師と相談する必要があります．

3. 放射線治療

大きく根治的放射線治療と緩和的放射線治療に分かれます．

根治的放射線治療の目的は，病巣を根治する（治しきる）こととなります．放射線照射で腫瘍を抑えつつ，正常組織にはできるだけダメージを与えないような治療が必要となります．

緩和的放射線治療は，腫瘍による症状を緩和し，生活の質（quality of life：QOL）を改善する目的で行います．たとえば，骨転移の疼痛緩和や骨折予防目的の照射，脳転移の神経症状改善目的などで行います．

そのほかにも，再発予防の目的で放射線治療を行うこともあります．

 免疫療法

免疫療法とは，がん細胞を認識して攻撃する免疫細胞や免疫制御物質を体内または体外に誘導し，それらを利用してがん細胞の殺傷，増殖阻害をはかる治療方法です．

現在，さまざまな免疫療法の開発，治験が行われています．

多くのがん組織には，多彩な免疫細胞が浸潤しています．腫瘍の増大にともなって，全身の免疫細胞も多くなるとされています．現在，臨床上エビデンスが確立した治療方法は免疫チェックポイント阻害薬とエフェクターT細胞療法によるCAR-T療法となります．2021年2月現在，日本において保険診療で受けることができる免疫療法は，免疫チェックポイント阻害薬の，ニボルマブ（オプジーボ®）（一般名（商品名），以下同），ペムブロリズマブ（キイトルーダ®），イピリムマブ（ヤーボイ®），デュルバルマブ（イミフィンジ®），アテゾリズマブ（テセントリク®），アベルマブ（バベンチオ®），CAR-T療法のチサゲンレクルユーセル（キムリア®）となります．

翻って，一部の民間クリニックなどで自由診療として行われる免疫療法は，治療効果や安全性が証明されていないものがほとんどであり，医療として確立されておりません．自費診療になるため，莫大な費用が必要になる場合があります．また，予期せぬ副作用が生じた場合の対応，治療方法も懸念されます．今後，これまで以上にがん治療に関して正確な情報収集が求められます（「Ⅰ-0-5）がんの正確な情報はどこで得られるか」（pp. 16〜20）を参照ください）．

がんの治療方法を決めるには

がんの治療方法は，多職種連携を行ったうえで，キャンサーボードにて話し合われます．

がんの患者さんの治療，サポートには，多職種での連携が重要です．治療方針も単独の業種のみで決定するのではなく，キャンサーボードにて検討し決定すべきとされています[3]．キャンサーボードとは，手術，放射線治療および抗がん薬治療に携わる専門的な知識および技能を有する医師や，そのほかの専門医師および医療スタッフら（看護師，歯科医師，薬剤師など）が参集し，がん患者の症状，状態および治療方針などの意見交換・共有・検討・確認などをするためのカンファレンスです．がん診療連携拠点病院ではキャンサーボードの設置および定期的開催が義務づけられています．

まとめ

がん治療にはさまざまな方法があります．治療内容と目的を十分に理解し，治療に臨むことが重要と考えます．

（山﨑知子）

🔍 文　献

1) 日本臨床腫瘍学会編：新臨床腫瘍学　改訂第5版. 南江堂，2018.
2) 国立がん研究センター　がん情報サービス：がんの治療方法. 〔https://ganjoho.jp/public/dia_tre/treatment/index.html〕
3) 厚生労働省：参考資料1-1　キャンサーボードについて. 〔https://www.mhlw.go.jp/shingi/2010/01/dl/s0129-5l.pdf〕

⓪ がんについて知っておくべき知識

3)がんの原因について

Ⅰ はじめに

　がんと診断された患者さんのなかには，「どうしてがんになったのか」「あのときの生活習慣のためでは」と悩まれる方がおられます．しかし，たばこを吸ったこともなく，酒も飲まない方で，がんになる方も多くいます．本稿では，現在わかっているがんの原因について記載します．

Ⅱ 現在わかっているがんの原因は？

　がんには，生活習慣や環境要因を原因とするものがあります．
　米国の報告ですが，がんの原因として，喫煙30%，食事や肥満30%，運動不足5%，職業要因(アスベストと肺がんまたは中皮腫，クロムと肺

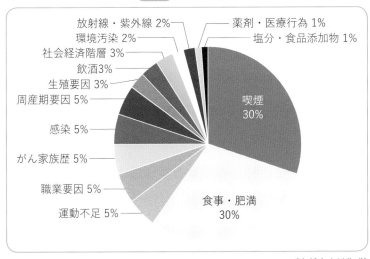

図1 がんの原因

放射線・紫外線 2%　　薬剤・医療行為 1%
環境汚染 2%　　塩分・食品添加物 1%
社会経済階層 3%
飲酒3%
生殖要因 3%　　喫煙30%
周産期要因 5%
感染 5%
がん家族歴 5%
職業要因 5%
運動不足 5%　　食事・肥満30%

(文献1より作成)

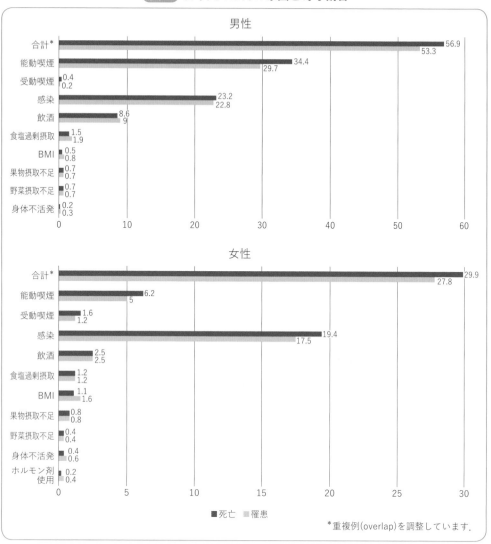

図2 日本人のがんの原因と寄与割合

男性

原因	死亡	罹患
合計*	56.9	53.3
能動喫煙	34.4	29.7
受動喫煙	0.4	0.2
感染	23.2	22.8
飲酒	8.6	9
食塩過剰摂取	1.5	1.9
BMI	0.5	0.8
果物摂取不足	0.7	0.7
野菜摂取不足	0.7	0.7
身体不活発	0.2	0.3

女性

原因	死亡	罹患
合計*	29.9	27.8
能動喫煙	6.2	5
受動喫煙	1.6	1.2
感染	19.4	17.5
飲酒	2.5	2.5
食塩過剰摂取	1.2	1.2
BMI	1.1	1.6
果物摂取不足	0.8	0.8
野菜摂取不足	0.4	0.4
身体不活発	0.4	0.6
ホルモン剤使用	0.2	0.4

■死亡　罹患

*重複例(overlap)を調整しています.

（文献2より作成）

がん，芳香族アミンと膀胱がんなど）5%，がんの家族歴5%，感染5%，周産期要因5%，生殖要因（初経年齢，閉経年齢，出産歴など）3%，飲酒3%，社会経済階層3%，環境汚染2%，放射線・紫外線2%，薬剤・医療行為（ホルモン剤や抗ホルモン剤など）1%，塩分・その他食品添加物1%とされています（図1）[1].

このデータでは，喫煙や飲酒，食事や肥満などで 60％以上を占めており，がんと生活習慣の関係が示されました.

日本においては，男性のがんの 53.3％，女性のがんの 27.8％は，生活習慣や感染が原因でがんとなったと考えられています. その報告では，喫煙（男性約 30％，女性約 6％），感染（男性約 23％，女性約 18％）の寄与が大きいとされました（図 2）[2].

よって，生活習慣を改めることはがんの罹患を減らすこと（予防）につながるともいえます. 予防に関しては，「Ⅰ-3-1）がんを予防する（予防できるがんもある？早期発見には？）」（pp. 153～173）をご参照ください.

 Ⅲ 感染とがんについて

感染はがんの主要な原因の一つです. 2018 年の世界全体の新規がん患者の約 13％（約 220 万人）は，感染が原因で発症したと報告されていま

表 1 世界における感染に起因するがん

感染源	主ながん種	感染関連がんにおける割合
ヒトパピローマウイルス（HPV）	•子宮頸がん •中咽頭がん •外陰がん •腟がん •肛門がん　など	31.4％
B 型肝炎ウイルス（HBV）	•肝がん	16.3％
C 型肝炎ウイルス（HCV）	•肝がん	7％
ヘリコバクター・ピロリ（ピロリ菌）	•胃がん	36％
EB ウイルス（EBV）	•上咽頭がん •バーキットリンパ腫	7％
ヒトヘルペスウイルス 8 型（HHV）	•カポジ肉腫	1.9％
ヒト T 細胞白血病ウイルス（HTLV-1）	•成人 T 細胞白血病	0.16％
肝吸虫/住血吸虫	•胆管がん/膀胱がん	0.4％

す．地域や経済状況によって，がんの原因のなかでの感染が占める割合には変化があり，東アジアやサブサハラ・アフリカでは多く，北ヨーロッパや西アジアでは少ないとされています．世界における感染に起因するがんを表1にまとめます[3]．

 まとめ

　がん発症にはさまざまな要因があり，それらが複合的に関連していることが多いとされています．そのなかでも禁煙やアルコールを控えるなど普段の生活で気を配ることで，がんの種類によってはリスクを下げられるものもあります．がんの原因および予防について，正確な知識をもっておくことが望ましいと考えます．

（山﨑知子）

🔍 文　献

1) Harvard Report on Cancer Prevention. Volume 1：Causes of human cancer. Cancer Causes Control, 7 Suppl 1：S3-S59, 1996.
2) Inoue M, et al：Attributable causes of cancer in Japan in 2005—systematic assessment to estimate current burden of cancer attributable to known preventable risk factors in Japan. Ann Oncol, 23(5)：1362-1369, 2012.
3) de Martel C, et al：Global burden of cancer attributable to infections in 2018：a worldwide incidence analysis. Lancet Glob Health, 8(2)：e180-e190, 2020.

⓪ がんについて知っておくべき知識

4）ポストコロナ時代，いままで通りの　　がん治療を受けられるのか

Ⅰ　新型コロナウイルス感染症による診療への影響

　新型コロナウイルス感染症（COVID-19）の感染拡大により，がん治療にかかわらず，医療の現場が大きく変わりました．待合室で診察を待つ間も，三密（密閉，密集，密接）を避ける必要があります．また，がん治療の内容やスケジュールを変更せざるを得ない症例も出てきました．さらに，患者さん自身の判断での，COVID-19 感染拡大による受診控えも問題となっています．検診率の低下の問題，医療機関のがん患者受け入れの問題もあります．COVID-19 が終息しても，感染拡大以前の診療の状況に戻れるかは不透明なところです．

Ⅱ　医療現場での変化

　医療現場では，COVID-19 感染疑いの患者さんをスクリーニングすべく，さまざまな取り組みを行っています．患者さんおよびご家族には，自宅や病院の集合玄関での体温測定やマスクの着用，問診票の細やかな記入（発熱や味覚異常などの症状チェックや県外への訪問歴の有無など），付き添いの人数制限などが求められています．医療機関でも，診察室や待合室でのこまめな換気や消毒，待合中の患者さん間のソーシャルディスタンスの確保の調整などが必要とされています．

　加えて，不要な外来の受診を避けるための工夫もすすんでいます．電話・オンライン診療はその一つとなります[1]．薬剤の処方箋発行ですが，いままでは，処方薬が切れた際は病院の外来受診が必要でした．現在は，処方箋を医療機関から最寄りの薬局に FAX することで，外来受診がなくとも薬剤を処方することが可能となっています．なお，電話・オンラインによる診療を行えるのは，都道府県の窓口に届出された施設のみと

なります．詳しくは，厚生労働省のホームページ[1]をご参照ください．

　受診の回数をできるだけ減らすということは，いままで以上に，電話やメールなどで，患者さんの自覚症状や訴えを確認する機会が増えている，ということにもなります．受診が必要かどうかの判断や，緊急性の判断を電話で行うことになるため，細やかな配慮が必要といえます．医療機関においては，患者さんへのわかりやすい問診や症状の確認，病院へ電話してほしい症状の説明，かかりつけ薬局の名前や連絡先の聴取は必要かと思われます．患者さんやご家族側も，症状や問い合わせ内容を電話で伝える際の工夫や要点の整理が必要といえます．病院の連絡先も把握しておきます．

COVID-19 感染拡大によるがん検診や診療への影響

　COVID-19 の影響で，緊急事態宣言中，多くの医療機関，検診施設ではがん検診の実施を中止せざるを得ませんでした．日本対がん協会の報告[2]では，日本対がん協会支部（29 支部集計）でのがん検診受診者の月別推移にて，2020 年 1〜7 月の受診者合計は 108 万 5,630 人で，前年実績（2019 年，243 万 7,822 人）の 44%，一昨年実績（2018 年，241 万 5,180 人）の約 45% と，大幅に下回っていることが示されました．検診率の低下や，症状があっても受診を控えることにより，進行がんにて発見される症例の増加が懸念されます．

　COVID-19 感染患者の診療のため，病院によっては医療者の人員の制限や病床数の調整を要することで，がん治療に影響を及ぼす事例も報告されています．大阪大学医学部附属病院が，2020 年 4 月以降に関西の関連病院で行われた胃がんの手術の数を調べた結果，2019 年より 2 割近く減少していたことが判明しました[3]．

　医療費の問題も深刻です．COVID-19 の影響により，会社の倒産や社員の人員整理や解雇などが相次いでいます．医療費の関係でさらに受診控えが増加することが懸念されます．

　COVID-19 やがん治療に対する正確な情報の理解，医療費控除などの仕組みや申請方法について知っておくことは欠かせません．医療機関と

患者さん・ご家族のコミュニケーションがこれまで以上に必要になります.

（山﨑知子）

🔍 文　献

1) 厚生労働省：新型コロナウイルス感染症の感染拡大を踏まえたオンライン診療について．[https://www.mhlw.go.jp/stf/seisakunitsuite/bunya/kenkou_iryou/iryou/rinsyo/index_00014.html]
2) 日本対がん協会：対がん協会報第694号．[https://www.jcancer.jp/wp-content/uploads/TAIGAN-11_4c.pdf]
3) NHKニュース　新型コロナの感染拡大　がん治療に影響 "救える命が救えない"．2020年12月26日．[https://www3.nhk.or.jp/news/html/20201226/k10012786381000.html]

⓪　がんについて知っておくべき知識

5）がんの正確な情報はどこで得られるか

I はじめに

　がん患者全体の約3人に1人は，20歳台から60歳台でがんに罹患しており，そのなかには仕事をもちながら通院している方がいます[1]．「患者体験調査報告書　平成30年度調査」では，がんと診断を受けて退職・廃業した人は就労者の19.8%，そのうち，初回治療までに退職・廃業した人は56.8%となっています[2]．がん治療や治療費，サポートについて，理解しておくことが大切といえます．

　そのためには，診断時から治療と仕事の両立についても，患者さん本人が気軽に相談できる体制づくりが求められます．

　がんの治療を行うには，がんについて（診断や治療など）の正確な情報の理解が必要です．現在はインターネットが普及し，いつでもどこででも情報を検索できるようになりました．しかし，ご存知の通り，インターネットには正しい情報だけが掲載されているわけではありません．

　「がん治療」と検索するだけで，多数の広告サイトがヒットします．中を見てみると，怪しげな健康食品，保険で承認されていない治療が宣伝されたクリニックのホームページにつながることもあります．

　書籍も同様です．書店では，健康やがんに関する本がたくさん売られています．そのなかには，がんについて正確ではない情報，効果が全く期待できない治療法や，標準治療を否定する書籍も売られているのが現状です．がん治療に関して間違った情報を信じてしまうことで，標準治療を受ける機会を逃し，十分な治療が受けられなくなることが懸念されます．

Ⅱ 現在のがんの情報収集の主なツール

　情報収集で使用する媒体として，インターネットが主流になっています．平成27年(2015年)度の総務省の報告では，約87%の方が，医療・健康は生活において重要と感じており，医療や健康について調べたいことがあるときは，インターネットの検索サイトや質問サイトを使用する方が全体の約80%を占めていました[3]．インターネットはいつでも，すぐに調べることができる点ではとても便利なツールですが，その内容を吟味する必要があります．

　健康やがんに関する書籍も吟味が必要です．「これを食べればがんが消える」などと明記された書籍をみると，がん治療中の患者さんやご家族は信じてしまうかと思います．しかし，いまのがん治療においては，「がんが消える食事」というものはないとされています．

　自由診療として，免疫療法を行っている個人クリニックのホームページも散見されます．現在，保険で承認されている抗がん薬は，治験で安全性や効果を評価し，厚生労働省が承認しているものです．がんの標準治療について，十分に学び，理解し，治療を受けることが欠かせません．

Ⅲ がんの標準治療はどこで受けることができるのか

　がんの標準治療は，国が地域ごとに指定したがん専門の病院である「がん診療連携拠点病院」で受けることができます[4][5]．また，これらの施設では，標準治療を主体とした専門的ながん医療の提供，がん診療の地域連携協力体制の構築，がん患者さん・ご家族に対する相談支援および情報提供などを行っています．

　国内どこでも質の高いがん医療を提供することができるよう，全国にがん診療連携拠点病院を405か所(都道府県がん診療連携拠点病院51か所，地域がん診療連携拠点病院(高度型)51か所，地域がん診療連携拠点病院298か所，地域がん診療連携拠点病院(特例型)2か所，特定領域がん診療連携拠点病院1か所，国立がん研究センター2か所)，地域がん診療病院を46か所，指定しています(2021年4月1日現在)(表1)．

表1 がん診療拠点病院の構成と役割（2021年4月1日現在）

		主な役割
1. がん診療連携拠点病院	405か所	国が定める指定要件をふまえて都道府県知事が推薦し、厚生労働大臣が適当と認め、指定した病院. 専門的ながん医療の提供、地域のがん診療の連携協力体制の整備、患者・住民への相談支援や情報提供などの役割を担っている.
①都道府県がん診療連携拠点病院	51か所	都道府県内で中心的役割を果たすよう厚生労働大臣が指定した病院. 原則として各都道府県に1か所設置されている. 専門的ながん医療の提供や、都道府県内のがん診療の連携協力体制の整備、がんに関する相談支援情報の提供を行っている.
②地域がん診療連携拠点病院(高度型)	51か所	地域がん診療連携拠点病院に指定されている病院のうち、診療機能などが高い医療機関として厚生労働大臣が適当と認めた病院で、がんの医療圏ごとに1か所のみ指定されるもの.
③地域がん診療連携拠点病院	298か所	都道府県で一般的な医療が完結する2次医療圏に原則1か所指定されている.
④地域がん診療連携拠点病院(特例型)	2か所	地域がん診療連携拠点病院のうち、指定要件の一部が不十分であった病院.
⑤特定領域がん診療連携拠点病院	1か所	特定のがん種について、都道府県内で最も多くの診療実績があり、都道府県内で拠点的役割を果たす病院として、都道府県の推薦を基に厚生労働大臣が指定した病院.
⑥国立がん研究センター	2か所	国立がん研究センター中央病院(東京都中央区) 国立がん研究センター東病院(千葉県柏市)
2. 地域がん診療病院	46か所	がん診療連携拠点病院がない2次医療圏に、都道府県の推薦を基に厚生労働大臣が指定した病院. 拠点病院と連携しつつ、専門的ながん医療の提供、相談支援や情報提供などの役割を担う.

　さらに、ゲノム医療を必要とするがん患者さんが、全国どこにいても、がんゲノム医療を受けられる体制を構築するため、全国にがんゲノム医療中核拠点病院を12か所、がんゲノム医療拠点病院を33か所指定し、

図1 がんゲノム医療実施施設の関係

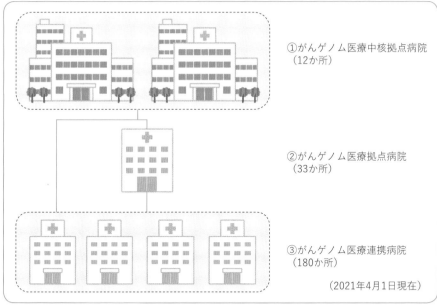

①がんゲノム医療中核拠点病院
（12か所）

②がんゲノム医療拠点病院
（33か所）

③がんゲノム医療連携病院
（180か所）

（2021年4月1日現在）

がん遺伝子パネル検査は①，②，③の施設で行うことができます．

がんゲノム医療連携病院を180か所公表しています（2021年4月1日現在）（図1）．

Ⅳ がんの正確な情報はどこで得ることができるのか

　がん診療連携拠点病院および付属するがん相談支援センターで得ることができます．

　がん相談支援センターについては，国立がん研究センター　がん情報サービスのホームページ[6]，本書では「Ⅰ-1-3)-⑤がん相談支援センターの存在」（pp.66～82）に記載しておりますので，ご参照ください．

　がんの診断，治療や緩和ケア，生活や療養，予防などの情報は，国立がん研究センター　がん情報サービス　一般の方向けサイトにわかりやすく掲載されています[7]．

　厚生労働省のホームページにも，がん治療と仕事の両立や治療費を支援する公的制度，医療保険や医療などについて記載されています[8][9]．

　実際，がんと診断され，治療中の方もおられるかと思います．不明な

点は，率直に担当医に質問することが重要です．そのためにも，医療従事者，患者さんどちらも，コミュニケーションを意識することが欠かせません．

 まとめ

　がん治療においては，正確な情報が重要となります．もし，現在，がん治療中の方で治療や生活についてお悩みの方がいれば，情報収集に加えて，周囲の医療従事者にも相談してみてください．

（山﨑知子）

🔍 文　献

1) 厚生労働省：がん患者・経験者の治療と仕事の両立支援施策の現状について．〔https://ganjoho.jp/data/hospital/liaison_council/files/13/20201105_01-01.pdf〕
2) 国立がん研究センター　がん対策情報センター：厚生労働省委託事業「患者体験調査報告書　平成 30 年度調査」．〔https://www.ncc.go.jp/jp/cis/divisions/health_s/project/survey/index.html〕
3) 総務省情報通信国際戦略局情報通信政策課情報通信経済室：社会課題解決のための新たな ICT サービス・技術への人々の意識に関する調査研究―報告書―．平成 27 年 3 月．〔https://www.soumu.go.jp/johotsusintokei/linkdata/h27_06_houkoku.pdf〕
4) 厚生労働省：がん診療連携拠点病院等．〔https://www.mhlw.go.jp/stf/seisakunitsuite/bunya/kenkou_iryou/kenkou/gan/gan_byoin.html〕
5) 国立がん研究センター　がん情報サービス：がん診療連携拠点病院などを探す．〔https://hospdb.ganjoho.jp/kyotendb.nsf/fTopKyoten〕
6) 国立がん研究センター　がん情報サービス：がんの相談窓口「がん相談支援センター」．〔https://ganjoho.jp/public/consultation/cisc/index.html〕
7) 国立がん研究センター　がん情報サービス：一般の方向けサイト．〔https://ganjoho.jp/public/index.html〕
8) 厚生労働省：治療と仕事の両立について．〔https://www.mhlw.go.jp/stf/seisakunitsuite/bunya/0000115267.html〕
9) 厚生労働省：健康・医療．〔https://www.mhlw.go.jp/stf/seisakunitsuite/bunya/kenkou_iryou/index.html〕

①　がん治療にまつわるお金の話

1）がんになったらどのくらい
　お金がかかるの？

　主治医から病名が告知された瞬間，頭が真っ白になり主治医から何を言われたか覚えていないという方もいるかもしれません．

　ご自身のからだのことや今後の治療についての漠然とした不安を抱えるなか，仕事のこと，ご家族のこと，治療に関する医療費について，さまざまな心配が出てきます（図1）．

　また，がん患者さんやそのご家族の方は，がんの医療費に対し，図2のようなイメージをもっていることが多くあります．

　テレビ番組やCM，週刊誌などのメディアからは，がんの医療費は高いという情報が一方的に入ってきてしまうので，1日いくらかかるか心配になり不安になってしまいます．また，人伝いに聞いた話の場合，情報に尾ひれはひれがついてしまい，なかなか正しい情報に行き着くこと

図1　がんの治療に対するさまざまな心配ごと

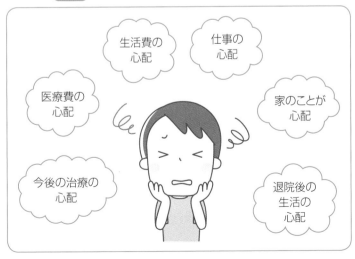

生活費の心配

仕事の心配

医療費の心配

家のことが心配

今後の治療の心配

退院後の生活の心配

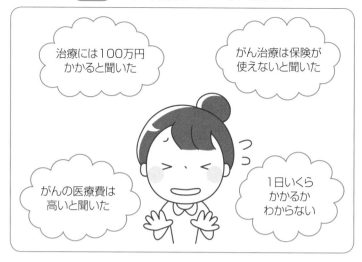

図2 がんの医療費についての心配ごと

治療には100万円かかると聞いた

がん治療は保険が使えないと聞いた

がんの医療費は高いと聞いた

1日いくらかかるかわからない

ができない場合があります.

　だれから，どこから聞いた情報で，いつのものなのかを確認し，正しい情報に行き着く必要があります.

　本稿では，みなさんがもつ医療費に関する不安に焦点を当て，がん治療に関する医療費や自己負担額についての詳細を解説します.

I　そもそも医療費って?

　病院から請求される医療費とは，診察料や検査料，投薬料などが，医療保険を利用し1〜3割負担となった「自己負担額」，入院時に請求される食事療養費の「標準負担額」，個室を利用した場合の「差額室料（差額ベッド料金）」，診断書などを病院に依頼したときに請求される「文書料金」を足した金額のことです.

　※標準負担額については「V. 入院中の食費」(p.28)で詳しく説明します. また，各項目の詳しい請求書の見方については，「Q1. 明細書の見方を教えてください」(pp.192〜196)で説明します.

II　がんの医療費における自己負担金の平均

　がんの医療費においてみなさんが一番気になるのは，自分の病気の治

療に一体いくらかかるのか？　ではないでしょうか．実際に，「だいたいどのくらいかかるのか？」「他の患者さんがかかっている医療費の平均を知りたい」と詳しい検査をしている間にご相談に来る方も多くいます．ですが，治療にかかる医療費は患者さん個人によって違いますので，単純にいくらかかるのか？　平均はどのくらいなのか？　を知ることは難しいのです．

　例えば，女性のがんである子宮頸がんと卵巣がんを比べてみましょう．

　子宮頸がんの方が円錐切除術の治療で3泊4日の入院をした場合，自己負担が1割負担の方は約20,000円，2割負担の方は約40,000円，3割負担の方は約60,000円の自己負担が発生します．また，卵巣がんで卵巣切除の治療で約3週間入院した場合，自己負担が1割の方は約170,000円，2割負担の方は約340,000円，3割負担の方は約510,000円の自己負担となります．

　さらに，男性のがんである前立腺がんで前立腺全摘術の治療で約2週間入院した場合，自己負担が1割の方は約160,000円，2割負担の方は約320,000円，3割負担の方は約480,000円の自己負担となります．

　今回は手術だけで比べていますが，放射線治療でいえば治療回数によって医療費が変わってきますし，抗がん薬治療の場合は治療に使用する薬の内容，治療間隔によって医療費が変わってきます．がん治療にかかる医療費を単純に平均で出せない理由がみえてきたと思います．治療内容は，人によって違いますし金額も変わるので，治療方法が決定する前にあらかじめ金額の概算を知ることは難しいのが現状です．

　がんの医療費を考えるうえでのポイントは，医療費の制度を理解することです．これにより，支払う医療費の上限を知ることができます．

 ## 医療費の制度

　高額な医療費が発生したときに利用できる制度として「高額療養費制度」があります．また，このほか「高額療養費貸付制度」，高額療養費制度の仕組みの一つとして「限度額適用認定証」があります．

1．高額療養費制度

　医療機関に支払った医療費が自己負担限度額を超えた場合，超えた部分の払い戻しを2〜3か月後に受けられる制度です(対象となる医療費は「自己負担額」のみで，「標準負担額」「差額室料(差額ベッド料金)」「文書料金」は含みません)．

2．高額療養費貸付制度

　医療機関に支払う前に高額療養費相当分の約8割を貸付してもらい，医療費の負担を軽くする制度です．残りの2割は高額療養費として2〜3か月後に払い戻されます．貸付と聞くと利子がかかりそうですが，自分に戻ってくる高額療養費の前渡しのため利子はかかりません．

3．限度額適用認定証

　以前は上記2つの制度が，がん治療における医療費の制度でした．しかし，いずれの制度を活用しても一時的に高額な医療費負担が必要であること，払い戻しに2〜3か月かかるという問題がありました．

　2007年4月よりあらかじめ加入している健康保険から限度額適用認定証の交付を受けることで，医療機関での入院医療費の支払いが自己負担限度額までで済むようになりました．2012年4月からは外来医療費にも限度額適用認定証が適用となり，外来における放射線治療や抗がん薬治療の医療費の支払いが自己負担限度額までで済むようになりました．

　現在は，ほとんどの患者さんが治療を開始する前に申請し，準備をしています．

※高額療養費制度，高額療養費貸付制度，限度額適用認定証ともに加入している健康保険への申請が必要になります．

　　(例)国民健康保険…お住まいの市区町村の役所

　　　　社会保険(協会けんぽ)…各都道府県の協会けんぽ窓口(郵送で申請が可能)

　　　　組合保険…職場の組合保険担当もしくは組合保険窓口

4．その他

　身体障害者手帳による医療費助成制度やひとり親家庭等医療費助成制度(母子・父子家庭医療費助成制度)についても，市区町村で償還払い制

度を採用している場合は，高額療養費制度を利用することが可能です．
しかし，制度の利用にあたっては所得制限や年齢制限もありますので，
お住まいの市区町村にお問い合わせ下さい．

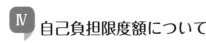

Ⅳ 自己負担限度額について

　表1と表2は70歳未満の方と70歳以上の方の自己負担限度額を示した表になります．各健康保険ともに共通です．

　また，図3にて例を挙げて自己負担限度額と高額療養費の計算方法を示します．

多数該当

　表1と表2で示した自己負担限度額のなかに「多数該当」という文字

表1　70歳未満の方の自己負担限度額（2021年4月現在）

区分	所得区分	自己負担限度額（月額）	多数該当
ア	年収約1,160万円以上 健保：標準報酬月額83万円以上 国保：年間所得901万円超	252,600円 +（総医療費[※]−842,000円）×1%	140,100円
イ	年収約770万〜約1,160万円 健保：同53万〜79万円 国保：同600万〜901万円	167,400円 +（総医療費[※]−558,000円）×1%	93,000円
ウ	年収約370万〜約770万円 健保：同28万〜50万円 国保：同210万〜600万円	80,100円 +（総医療費[※]−267,000円）×1%	44,400円
エ	年収約370万以下 健保：同26万円以下 国保：同210万以下	57,600円	44,400円
オ	住民税非課税	35,400円	24,600円

健保：健康保険，国保：国民健康保険
※総医療費とは，保険適用される診察費用の総額（10割）を指します．

表2 70歳以上の方の自己負担限度額（2021年4月現在）

所得区分		自己負担限度額（月額）	
		入院（入院があった月の外来）	外来のみの月
現役並み所得者（一定以上所得者）	Ⅲ　年収約1,160万円以上 標準報酬月額83万円以上 住民税課税所得690万円以上	252,600円 +（総医療費−842,000円）×1% ＜多数該当140,100円＞	入院と同一
	Ⅱ※　年収約770万～約1,160万円 標準報酬月額53万～79万円 住民税課税所得380万円以上	167,400円 +（総医療費−558,000円）×1% ＜多数該当93,000円＞	同上
	Ⅰ※　年収約370万～約770万円 標準報酬月額28万～50万円 住民税課税所得145万円以上	80,100円 +（総医療費−267,000円）×1% ＜多数該当44,400円＞	同上
一般	年収約156万～約370万円 標準報酬月額26万円以下 住民税課税所得145万円未満	57,600円 ＜多数該当44,400円＞	18,000円 （年間144,000円上限）
低所得者	Ⅱ※　住民税非課税	24,600円	8,000円
	Ⅰ※　住民税非課税 （年金収入が80万円以下など）	15,000円	8,000円

※70歳以上の方の場合，現役並み所得者の「Ⅰ」と「Ⅱ」に該当する方は，限度額適用認定証の申請が必要です．また，低所得者の「Ⅰ」と「Ⅱ」に該当する方は，限度額適用・標準負担額減額認定証の申請が必要になります．

があります．これは，現在より1年間さかのぼって，すでに3回以上高額療養費制度の対象となっている月がある場合，4回目の高額療養費制度の対象の月から，上限額が引き下がることを示します．4回目以降，上記の条件を満たす間は多数該当の限度額となります．

　図4で示した内容は，いずれも2021年9月が高額療養費制度対象4回目で多数該当となる例です．

図3 70歳未満の方の自己負担限度額と高額療養費の計算方法(例)

総医療費が100万円で，自己負担が3割の場合の自己
負担限度額と高額療養費の計算例（区分「ウ」の方）

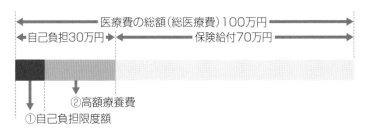

自己負担限度額は，
　　80,100円＋（1,000,000円−267,000円）×1％＝87,430円…①
高額療養費は，
　　300,000円−87,430円＝212,570円…②
• 窓口で自己負担分を支払っても212,570円が高額療養費として戻ります．
• 限度額適用認定証は最初から限度額を計算し，高額療養費制度は後から限
度額を計算し払い戻しを受けます．最終的な自己負担額は変わりません．

図4 多数該当の例

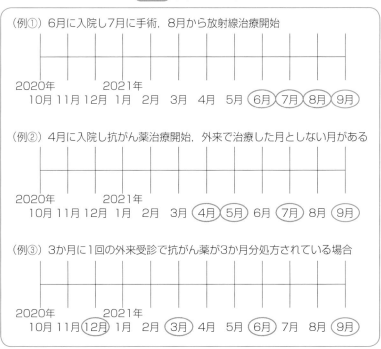

Ⅴ 入院中の食費[2)]

　医療機関へ支払う食費は，入院時食事療養費と標準負担額を合計したものになります．入院時食事療養費は健康保険から医療機関に支払われますので，患者さんは標準負担額のみを自己負担します（表3，4）[2)].

　住民税非課税世帯の方は限度額適用・標準負担額減額認定証が必要になりますので，加入している健康保険への申請が必要になります．

　また，低所得の証明は市区町村役場で証明を受けた住民税の非課税証明書などが必要になりますので，各健康保険窓口に問い合わせてください．

表3 70歳未満の方の標準負担額（2021年4月現在）

所得区分		標準負担額 （1食あたり）
住民税課税世帯 （限度額適用認定証の区分がア，イ，ウ，エの方）		460円
住民税非課税世帯 （限度額適用認定証の区分がオの方）	90日までの入院	210円
	90日を超える入院 （過去1年間の入院で）	160円

（文献2を参考に作成）

表4 70歳以上の方の標準負担額（2021年4月現在）

所得区分		標準負担額 （1食あたり）
住民税課税世帯 （所得区分が現役並み所得者・一般の方）		460円
住民税非課税世帯Ⅱ	90日までの入院	210円
	90日を超える入院 （過去1年間の入院で）	160円
住民税非課税世帯Ⅰ（年金収入80万円以下など）		100円

（文献2を参考に作成）

Ⅵ 世帯合算

1回受診した医療機関の医療費では，自己負担限度額に届かず高額療養費の支給対象外となっていても，「複数の医療機関の受診」や「同じ世帯にいる他の方（同じ医療保険に加入している方に限る）の受診」について，それぞれ支払った自己負担額を1か月（暦月）単位で合算することができます．これを世帯合算といいます．

その合算額が表1，2の自己負担限度額を超えたとき，超えた分が高額療養費として支給されます．

※70歳未満の方の受診については，同月内の窓口負担が21,000円以上の場合に合算可能です．

図5はAクリニックで検査を行った結果，がん疑いとなり，Bがんセンターに紹介されてがんの診断を受け治療が開始になった，同月内に複数の医療機関を受診した場合の世帯合算の例です．同月内に医療機関を

図5 複数の医療機関の受診の場合

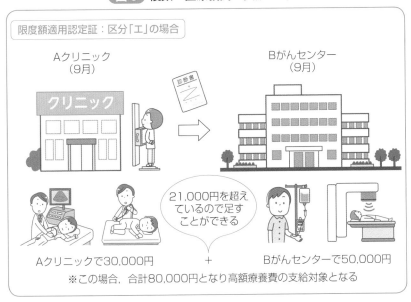

限度額適用認定証：区分「エ」の場合

Aクリニック
（9月）

Bがんセンター
（9月）

診断書

21,000円を超えているので足すことができる

Aクリニックで30,000円　＋　Bがんセンターで50,000円

※この場合，合計80,000円となり高額療養費の支給対象となる

Ⅰ-1-1）がんになったらどのくらいお金がかかるの？　29

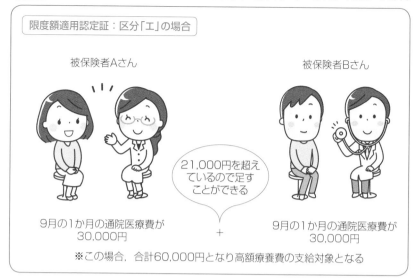

図6 同じ世帯にいる他の方(同じ医療保険に加入している方)の受診の場合

受診しており，いずれの医療機関でも21,000円を超える医療費を支払っているため，合算対象となります．さらに，限度額適用認定証の区分「エ」の方は57,600円が自己負担限度額ですので，この場合22,400円が高額療養費制度で支給されます．

図6は同じ医療保険に加入している被保険者Aさんと被保険者Bさんが，それぞれ病院に通院した場合の世帯合算の例です．

同月内に医療機関を受診しており，いずれの医療機関でも21,000円を超える医療費を支払っているため，合算対象となります．さらに，限度額適用認定証の区分「エ」の方は57,600円が自己負担限度額ですので，この場合2,400円が高額療養費制度で支給されます．

Ⅶ 高額療養費制度の活用

「ある1か月は入院治療のみだった」，また「ある1か月は外来治療のみだった」場合は限度額適用認定証を利用するだけで済みます．しかし，図7のように同じ月に入院と外来で治療を受けた場合は，高額療養費制度を組み合わせる必要があります．

本来，医療費は「入院」と「外来」，「医科」と「歯科」がそれぞれ分

図7 退院後同じ月に外来で抗がん薬治療をした場合

限度額適用認定証：区分「エ」の場合

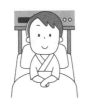

Bがんセンターに入院し
抗がん薬治療を行う
（9/1〜9/15までの入院）

＋

21,000円を超え
ているので足す
ことができる

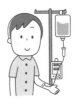

退院2週間後にBがんセンター
にて通院で抗がん薬治療を行う

医療費78,300円
（内訳：自己負担限度額57,600円・
標準負担額20,700円）

9/29の医療費は自己負担限度額57,600円

かれています．患者さん個人の病状により支払いの状況が変わるので，足せるものと足せないものが存在します．ここでは，「退院後同じ月に外来でも抗がん薬治療をした場合」と「薬局から受け取る抗がん薬の医療費がどうなるのか」を高額療養費制度の活用の面から説明します．

図7は，同月内に入院と外来があった場合（入院で抗がん薬治療を行った後，外来で抗がん薬治療を行った場合）を図示しています．

入院と外来は別々に限度額適用認定証が適用になるため，それぞれ57,600円までの限度額を支払う必要があります．本来，9月中の医療費の限度額は区分「エ」の場合57,600円なので支払い過ぎていることになります．ここで，高額療養費制度を活用し，支払い過ぎた医療費の払い戻しを受けます．

図7をわかりやすくグラフにすると図8になります．

病院に入院分と外来分の医療費135,900円（グラフ左）を一度支払うことになりますが，高額療養費制度を利用することで，57,600円の払い戻しを受けられます（標準負担額は対象外）．したがって，最終的な医療費の支払いは78,300円（グラフ右）となります．

同月内に入院と外来があった場合は，高額療養費制度による払い戻し

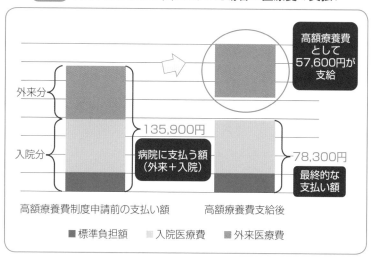

図8 同月内に入院と外来があった場合の医療費の支払い

高額療養費
として
57,600円が
支給

外来分

135,900円

病院に支払う額
（外来＋入院）

78,300円

入院分

最終的な
支払い額

高額療養費制度申請前の支払い額　　　高額療養費支給後

■ 標準負担額　■ 入院医療費　■ 外来医療費

分の57,600円（グラフ右の円で囲んだ部分）を一時立て替え払いするイメージになります.

 治験の費用について

標準治療によるがん治療が行われた場合は，公的医療保険の対象となるため，決められた自己負担割合（1〜3割）で医療費を支払いますが，治験の場合，参加した治験により支払う費用負担が変わってきます.

例えば企業治験の場合，治験依頼企業（製薬会社）が治験薬（試験薬）の費用やその治験に関する費用（検査・画像診断の費用など）を負担します. 負担内容は治験により異なります.

また，治験に関係ない治療に関しては，公的医療保険の自己負担分を支払う必要があります.

詳細な費用負担については，担当医や治験コーディネーターに確認することをおすすめします.

 まとめ

本稿では，がん治療の医療費がどのくらいかかるのかを医療費の制度を中心に説明しました.

がん治療の医療費は,

- 公的医療保険が適用となるので,自己負担額は1〜3割負担になる
- 保険適用になっているので高額療養費制度が使える
- 限度額適用認定証を申請することにより,医療費の支払いが自己負担限度額までで済む

ことがポイントです.

本稿で説明した,正しい情報を手に入れること,そしてその情報を正しく理解することが,がん治療の医療費を知る近道となります.

(小野貴史)

🔍 文 献

1) 荘村明彦:社会保障の手引. 2020年版　施策の概要と基礎資料. pp. 535-563, 中央法規出版, 2020.
2) 全国健康保険協会　協会けんぽ:入院時食事療養費. 〔https://www.kyoukai kenpo.or.jp/g3/cat320/sb3170/sbb31702/1951-254/〕
3) 厚生労働省:高額療養費制度を利用される皆さまへ. 〔https://www.mhlw. go.jp/stf/seisakunitsuite/bunya/kenkou_iryou/iryouhoken/juuyou/kou gakuiryou/index.html〕
4) 仙台市:障害のある方への医療支援　心身障害者医療費助成. 〔http://www. city.sendai.jp/servicekanri/kurashi/kenkotofukushi/shogai/iryoshien/ kyufu/jose.html〕
5) 仙台市:ひとり親家庭支援　母子・父子家庭医療費助成. 〔http://www.city. sendai.jp/kate/kurashi/kenkotofukushi/kosodate/hitorioya/shiensedo/ iryohi.html〕

①がん治療にまつわるお金の話

2）がんになると，仕事・収入に どのような影響がある？

I　がん罹患後の就労の変化

　1981年に日本における悪性新生物(がん)による死亡率が，脳血管疾患を抜いて1位となりました．そして現在，日本人の2人に1人ががんに罹患し，3人に1人ががんで亡くなっています．図1をみてもわかるように，就労世代でのがんの罹患も少なくありません．

　過去のがん治療においては長期間の入院を余儀なくされることが多く，「がんに罹患する＝仕事を辞めなければならない」といったイメージが強くありました．また，この決断には職場に迷惑をかけられないといった患者さん自身の思いや心理的な側面もあります．

　しかし，現在はがん治療の進歩により入院期間は短くなり，外来でも放射線治療や抗がん薬治療を行うようになったので，がんとどのように付き合っていくかが焦点となり，「がんに罹患する＝治療をしながらどのように仕事を両立させていくか」を考えていく時代へと変化しました．ですが，現状では，がんと診断されてから退職や廃業を選択する方が約2割います[1]．

　2018年3月9日に閣議決定された第3期がん対策推進基本計画において，分野別施策に「がん患者等の就労を含めた社会的な問題」が示され，がん患者への「トライアングル型サポート体制」などの構築を取り組むべき施策とし，治療と仕事の両立支援が本格化しています．トライアングル型サポート体制とは，医療機関の主治医と企業の産業医と両立支援コーディネーター(企業の人事労務担当者や産業保健スタッフ，医療機関の医療ソーシャルワーカー(medical social worker；MSW)，支援機関の産業カウンセラーや社会保険労務士など)の三者が支援対象者に寄り添いながら継続的な相談(関係者との連携・調整)などの支援を行う体制のことです．

図 1 年齢階級別のがんの罹患率

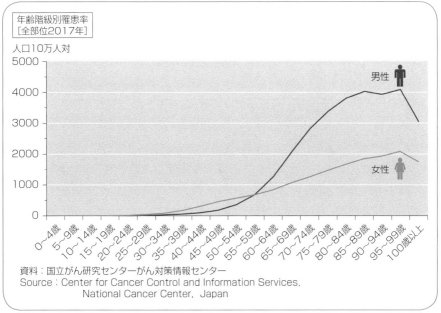

資料：国立がん研究センターがん対策情報センター
Source：Center for Cancer Control and Information Services,
National Cancer Center, Japan

（国立がん研究センター　がん情報サービス：がん登録・統計（全国がん登録）　年齢階級別罹患率．2017.
より）

II 収入の減少について（平均どのくらい減少するか）

　東京都福祉保健局が 2014 年に行った「がん患者の就労等に関する実態調査」[2] によると，がんの罹患により患者さん（609 人）の 25.8％が，「昇格・昇進などの処遇に影響があった」と感じています．また，がん罹患による個人の収入への影響の有無の問いに対し，56.8％が「収入が減った」と回答しており，同じく世帯の収入への影響の有無の問いに対しては，45.0％が「収入が減った」と回答しています．約半数の人が収入が減少したという実態が浮き彫りになっています．

　がん患者の収入の減少については，ライフネット生命保険株式会社が 2017 年 6 月にがん経験者 572 人に行ったアンケート（特定非営利活動法人キャンサーネットジャパンが協力）[3] で知ることができます．

　「罹患前と罹患後のおおよその年収をお答えください」の問いに答えた 566 人の患者さんの平均年収が，罹患前 415 万円から罹患後 332 万円に，平均で約 2 割減少しているという結果が出ています．

罹患時職業別の罹患前後の収入減少率では，「派遣社員（非正規）」が39％，「パート・アルバイト」が29％の収入の減少となっており，「正社員」18％や「公務員・団体職員」15％と比べると収入減少率が高いといった結果が出ています．

　罹患後に収入が減少したと答えた319人のうち，約半数の47％の方が，「収入が半分以下」になっており，「収入が0」になった方も約2割います．

　収入減少の理由としては，「進行がんだったので慌てて退職してしまった」「職場復帰したが残業と仕事量が病気になる前と変わらなかったので転職することになった」「2か月の休職にともない傷病手当金が出たが収入減になった」などが挙げられています．

　筆者が相談を受けていて感じるのは，職場での有給休暇制度の有無や，社会保険加入の有無による傷病手当金制度の利用の可否などが収入に大きく左右されているということです．

　また，傷病手当金制度を利用していても就労時の給料の満額が保証されるのではなく，標準報酬月額の約3分の2が支給となるため，収入が減少する可能性があります（傷病手当金制度については後述します）．

　このほか，収入面を支える制度としては障害年金制度が挙げられます．ただ，障害年金はだれでも受けられる制度ではなく，受給するまで待機期間が存在し，罹患しているがん種により受けられる場合と受けられない場合があります（障害年金制度についても「Ⅰ-1-3)-③傷病手当金，障害年金をうまく使おう」（pp.53〜59）にて後述します）．

Ⅲ　がんの医療費と生活費と就労収入

　がんの医療費と生活費の面から，必要な収入について考えたいと思います．

1. 医療費

　医療費については，例として総医療費100万円の場合で考えていきます．表1の限度額適用認定証の区分「ウ」の方の場合，1か月入院すると128,830円，外来で入院と同額くらいの治療をすると87,430円かかり

表1 限度額適用認定証の区分が「ウ」の方が「1か月の入院」もしくは「外来で治療」した場合の例（2021年4月現在）

区分	所得区分	自己負担限度額(月額)	多数該当
ウ	年収約370万〜約770万円 健康保険：標準報酬月額28万〜50万円 国民健康保険：年間所得210万〜600万円	80,100円 +(総医療費−267,000円)×1%	44,400円

※総医療費100万円＝3割負担で30万円の場合
＜限度額の計算＞
　80,100円＋(1,000,000円−267,000円)×1%＝80,100円＋7,330円＝<u>87,430円</u>
＜標準負担額の計算＞
　1食460円×3食×30日＝<u>41,400円</u>
＜医療費の計算＞
　自己負担限度額87,430円＋標準負担額41,400円＝<u>128,830円</u>

• 入院の場合
　128,830円の医療費がかかる.
• 外来の場合
　87,430円の医療費がかかる.（※処方された薬代は別途必要）

表2 限度額適用認定証の区分が「エ」の方が「1か月入院」もしくは「外来で治療」した場合の例（2021年4月現在）

区分	所得区分	自己負担限度額(月額)	多数該当
エ	年収約370万円以下 健康保険：標準報酬月額26万円以下 国民健康保険：年間所得210万円以下	57,600円	44,400円

※総医療費100万円＝3割負担で30万円の場合
＜限度額の計算＞
　<u>57,600円</u>
＜標準負担額の計算＞
　1食460円×3食×30日＝<u>41,400円</u>
＜医療費の計算＞
　自己負担限度額57,600円＋標準負担額41,400円＝<u>99,000円</u>

• 入院の場合
　99,000円の医療費がかかる.
• 外来の場合
　57,600円の医療費がかかる.（※処方された薬代は別途必要）

図2 世帯別1か月間の支出

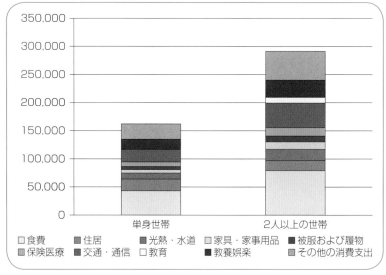

凡例：
□ 食費 ■ 住居 ■ 光熱・水道 □ 家具・家事用品 ■ 被服および履物
■ 保険医療 ■ 交通・通信 □ 教育 ■ 教養娯楽 ■ その他の消費支出

(文献4, 5より作成)

ます. 表2の限度額適用認定証の区分「エ」の方の場合, 1か月入院すると99,000円, 外来で入院と同額くらいの治療をすると57,600円かかります.

※いずれも入院時に個室を希望した場合の「差額室料」は含まれていません. また, あくまで例として示した金額となりますので実際にかかる医療費とは差異が生じる場合があります.

2. 生活費

図2は単身世帯と2人以上の世帯の世帯別の1か月間の支出を示したグラフです. 1か月あたり単身者の方で約163,000円, 2人以上の世帯で約293,000円の支出となっています[4)5)].

※この統計は家賃がかかる方とかからない方が混ざった平均値となっています. 例えば住居費における家賃が単身者で16,000円, 2人以上の世帯で8,000円となっているので, 実際の家賃とは差異が生じます.

3. 必要な収入

表1, 2では1か月間に入院や外来でかかる医療費の例, 図2では1か月間の生活費の支出の例を示しました. ここから, 病気になったときに必要な収入を単身世帯と2人以上の世帯に分けて考えます.

【単身者の場合】

＜限度額適用認定証の区分「ウ」の方＞

医療費(入院)128,830 円＋生活費 163,000 円＝<u>291,830 円</u>

医療費(外来)87,430 円＋生活費 163,000 円＝<u>250,430 円</u>

＜限度額適用認定証の区分「エ」の方＞

医療費(入院)99,000 円＋生活費 163,000 円＝<u>262,000 円</u>

医療費(外来)57,600 円＋生活費 163,000 円＝<u>220,600 円</u>

【2人以上の世帯の場合】

＜限度額適用認定証の区分「ウ」の方＞

医療費(入院)128,830 円＋生活費 293,000 円＝<u>421,830 円</u>

医療費(外来)87,430 円＋生活費 293,000 円＝<u>380,430 円</u>

＜限度額適用認定証の区分「エ」の方＞

医療費(入院)99,000 円＋生活費 293,000 円＝<u>392,000 円</u>

医療費(外来)57,600 円＋生活費 293,000 円＝<u>350,600 円</u>

　下線を引いた部分が必要な収入になります．生活費に関しては前述したようにあくまで平均値となっています．図2にそのグラフがありますが，個人によって生活費の支出の状況は変わってきますので，生活費が下がれば必要な収入も下がることになります．また，貯蓄の状況によっても変わってきますので，示した数値は参考値として取り扱ってください．

Ⅳ まとめ

　今現在みなさんが得ている収入と，支出している生活費，表1，2で示した医療費を加えた場合に，ご自身の場合どうなるかを考える参考にしてください．

　収入が途絶えてしまうと，医療費の支払いや生活の維持が大変になります．「がんに罹患＝離職」ではなく「がんに罹患＝仕事との両立」を検討し，仕事を継続し収入を確保したうえで治療を継続させていくことが大事です．

収入を確保するためには，職場での休暇制度の利用や福利厚生の利用，社会保障制度の利用を視野に考えていく必要があります．職場での休暇制度や福利厚生などについては，職場の就業規則などを一度確認することをおすすめします．社会保障制度の利用については，「Ⅰ-1-3)-③傷病手当金，障害年金をうまく使おう」(pp.53〜59)で詳細を解説します．

（小野貴史）

🔍 文　献

1）国立がん研究センター　がん対策情報センター：厚生労働省委託事業「患者体験調査報告書　平成30年度調査」．pp.84-85, 2020.
2）東京都福祉保健局：「がん患者の就労等に関する実態調査」報告書. p.68, 2014.
3）ライフネット生命保険株式会社：ライフネット生命保険　がん経験者572名へのアンケート調査．NEWS　RELEASE. pp.6-7, 2017.
4）総務省統計局：消費支出の費目別対前年増減率(2人以上の世帯)．2019.
5）総務省統計局：1世帯当たり1か月間の支出(単身世帯)．2019.

① がん治療にまつわるお金の話

3）がん治療と仕事を両立させるには
① たくさんのサポーターをみつけよう

　がんにかかったとき，「自分の病気のことを，だれに，どのタイミングで，どこまで伝えるか」を考えることは，とても大事なことです．伝えることのメリットや，そのことによる影響を考えながら，自分に一番適している方針を考えましょう．

　過剰な心配をされたくない，がんによって仕事で不当な扱いを受けたくないなど，がんであることを周囲にできるだけ伝えない方針をとることも，一つの考え方です．ただし，その一方で，体調が思わしくないときには，自分のからだのつらさに加えて，「元気であるふりをしなければならない」という心のつらさも同時に背負ってしまうことになります．

　考えておかなければいけないことは，がんの治療は長期戦だということです．仕事と治療を両立するには，家庭や職場での理解や協力，環境作りは重要です．また，いざというときのためにあらかじめ備えておくという意味でも，身の周りにいる信頼できる人や，自分にとって大切な人には，病気について話しておいたほうがメリットは多いです．

　そして，病気であると伝えることで，「あなたを支えてくれる人たち（サポーター）の輪」を作りやすくなるということも，忘れないでください．

　ここでは，病院への伝え方，家族，職場への伝え方のコツをお話ししていきます．

Ⅰ　病院への伝え方

　2016 年 2 月に厚生労働省より「事業場における治療と職業生活の両立支援のためのガイドライン」[2]が公表されました．ガイドラインでは，がん診断後も仕事の継続を希望する患者さんが，治療を受けながらも工夫をしながら仕事を継続できるよう，患者さん本人・職場，医師が情報共

有することを提案しています.

　主治医には患者さんご自身の職種・具体的な仕事内容，通勤方法や時間，就業時間，会社の利用できる勤務制度なども含め情報提供をします.そのうえで主治医から，現在の病気の状況，治療や副作用から，これまでの通勤，業務遂行が継続できそうか，どこまでの業務が可能なのか(避けるべき作業，時間外労働の可否，出張の可否など)，そのほか通院時間の確保や休憩場所の確保など必要な事項はないか，会社の勤務制度にもよりますが，在宅勤務(テレワーク)などのように勤務スタイルを変更したほうが妥当かなど情報をもらうとよいでしょう.職場復帰する際にも，同様に情報共有することが必要です.厚生労働省のガイドラインのなかには，勤務情報を主治医に提供する際の様式例(表1)，治療の状況や就業継続の可否等について主治医の意見を求める際の様式例(表2)が参考資料として掲載されていますので，情報共有をする際に参考にされるとよいでしょう.

 ## 家族への伝え方

　病気をきっかけに患者さんご自身の生活だけでなく，ご家族の生活も少なからず変化することがあります.曖昧な情報を伝えることで，ご家族が過剰な心配をしたりインターネットなどで調べることもあるでしょう.インターネットなどの情報は，悲観的な情報ほど目に入るものです.そのため，理解者であるご家族へは，病気や現在の病状，治療や副作用などの情報を正しく伝え，生活への影響や，ご家族に協力してほしいことなども具体的に伝えていくとよいでしょう.また，よくも悪くも起こりうる変化についても，常に知らせていくようにしましょう.

　仕事をしている患者さんのなかには，子育て中の方も多くいらっしゃるでしょう.子どもには事実を隠しておいたほうがよいように思えるかもしれませんが，実際は，子どもたちは何かが起きていることを察知し，患者さんご自身が伝えないでいることに，より怯えているかもしれません.がんになった親をもつ子どもへのサポートをしている Hope Tree[4]では，子どもへの伝え方として，「がんという病気であること」「それは

表1 勤務情報を主治医に提供する際の様式例

（主治医所属・氏名）　先生

　今後の就業継続の可否，業務の内容について職場で配慮したほうがよいことなどについて，先生にご意見をいただくための従業員の勤務に関する情報です．

　どうぞよろしくお願い申し上げます．

従業員氏名		生年月日	年　　月　　日
住所			

職　　種	※事務職，自動車の運転手，建設作業員など		
職務内容	（作業場所・作業内容） □体を使う作業（重作業）　□体を使う作業（軽作業）　□長時間立位 □暑熱場所での作業　　　□寒冷場所での作業　　　□高所作業 □車の運転　　　　　　　□機械の運転・操作　　　□対人業務 □遠隔地出張（国内）　　□海外出張　　　　　　　□単身赴任		
勤務形態	□常昼勤務　□二交替勤務　□三交替勤務　□その他（　　　　　　）		
勤務時間	＿＿時＿＿分　～　＿＿時＿＿分（休憩＿＿時間．週＿＿日間．） （時間外・休日労働の状況：　　　　　　　　　　　　　　　　） （国内・海外出張の状況：　　　　　　　　　　　　　　　　　）		
通勤方法 通勤時間	□徒歩　□公共交通機関（着座可能）　□公共交通機関（着座不可能） □自動車　□その他（　　　　　　　　） 通勤時間：（　　　　　　　　　）分		
休業可能期間	＿＿＿＿年＿＿月＿＿日まで（＿＿＿＿日間） （給与支給　□有り　□無し　傷病手当金●％）		
有給休暇日数	残＿＿＿＿日間		
その他 特記事項			
利用可能な 制度	□時間単位の年次有給休暇　□傷病休暇・病気休暇　□時差出勤制度 □短時間勤務制度　　　　　□在宅勤務（テレワーク）　□試し出勤制度 □その他（　　　　　　　　　　　　）		

上記内容を確認しました．

令和　　年　　月　　日　　（本人署名）＿＿＿＿＿＿＿＿＿＿＿＿＿＿＿

令和　　年　　月　　日　　（会社名）＿＿＿＿＿＿＿＿＿＿＿＿＿＿＿

表2 治療の状況や就業継続の可否等について
主治医の意見を求める際の様式例（診断書と兼用）

患者氏名		生年月日	年　　月　　日
住所			

病名	
現在の症状	（通勤や業務遂行に影響を及ぼしうる症状や薬の副作用など）
治療の予定	（入院治療・通院治療の必要性，今後のスケジュール（半年間，月1回の通院が必要　など））
退院後/治療中の就業継続の可否	□可　　　　　　　（職務の健康への悪影響は見込まれない） □条件付きで可（就業上の措置があれば可能） □現時点で不可（療養の継続が望ましい）
業務の内容について職場で配慮したほうがよいこと（望ましい就業上の措置）	例：重いものを持たない，暑い場所での作業は避ける，車の運転は不可，残業を避ける，長期の出張や海外出張は避ける　など 注）提供された勤務情報を踏まえて，医学的見地から必要と考えられる配慮等の記載をお願いします．
その他配慮事項	例：通院時間を確保する，休憩場所を確保する　など 注）治療のために必要と考えられる配慮等の記載をお願いします．
上記の措置期間	年　　月　　日　〜　　年　　月　　日

上記内容を確認しました．
　　年　　月　　日　　　（本人署名）＿＿＿＿＿＿＿＿＿＿＿＿＿＿＿＿

上記のとおり，診断し，就業継続の可否等に関する意見を提出します．
　　年　　月　　日　　　（主治医署名）＿＿＿＿＿＿＿＿＿＿＿＿＿＿＿

（注）この様式は，患者が病状を悪化させることなく治療と就労を両立できるよう，職場での対応を検討するために使用するものです．この書類は，患者本人から会社に提供され，プライバシーに十分配慮して管理されます．

伝染しない・うつらないこと」「その原因はだれのせいでもないこと」を話すことが大切だと提唱しています(Hope Tree ホームページ：https://hope-tree.jp/)．

 職場への伝え方

　生活を維持するために仕事は重要です．治療と仕事を両立できるよう，職場に協力を得ることが大切です．2014 年に，千葉県内の事業所を対象とした，「職場と医療機関の連携に関するアンケート調査」では，会社が最も医療機関に聞きたいことは「先の見通し」と，「治療後のからだの変化」だとわかりました．そのため，職場の上司には定期的な面談を申し込むなどし，その時点でわかっていることや，体調について正確に伝えていくようにしましょう．

1．上司への相談・面談はこまめに行う

　治療開始前には医師へ確認した情報(「Ⅰ．病院への伝え方」(pp.41〜42)参照)について伝えておきましょう．実際に話す際，落ち着いて対応することができるよう，「いつ」「何を」伝えるのかを事前に整理しておくとよいでしょう(表3)．

2．同僚から理解を得る

　体調がつらいときや，休みが必要なときにサポートをしてくれるのは同僚の方々です．どのように伝えればよいかわからないときは，上司の方に相談してみましょう．「○○がん」と病名だけを告げても，相手にはなかなか伝わりにくいこともあります．「できること」「できないこと」「協力してもらえばできること」など，配慮してほしいことを具体的に伝えることで，理解がより深まるかもしれません．

3．活用できる会社の制度を確認する

　通院や手術など治療のスケジュールに対応できるよう，あらかじめ休暇制度や勤務制度を確認しておくことも必要です．

　会社にどのような支援制度があるかは，就業規則や福利厚生制度で確認することができます．また，インターネットの各保険者のホームページに法定外給付(付加給付)についても案内が出ていることがあるので，

表3 伝達の時期と内容

（入院）治療前	• 休職を必要とする期間 • 治療の見通し 例）検査中〜治療開始 「いつ頃何がわかりそうか」 「診断・治療方針が決定するまでに何日くらい休みが必要である」 「○○の診断，治療内容は○○，治療期間は何日間．治療期間の仕事について，医師から指示されている内容は○○である．治療後のからだの変化については○○だと言われているため，仕事する際には配慮をいただくことになる」など．
入院（通院）治療中	• 会社と相談のうえ，必要に応じて現状や今後の見通しを報告 例）「現在，○○治療のどれくらいの時期にある．現在の体調，からだの変化（副作用）は○○である．今後の治療の見通しは○○である．」 ※治療中，職場の人は心配をしていても，遠慮し連絡できないでいることがあります．自分から，こまめに連絡を入れるようにしましょう．何日ごとに報告するなど上司と相談し決めておくなど工夫しましょう．
復職前	• 復職可能な時期 • 復職に向けた段取りを確認 ※医師の診断をもとに，復帰の時期はいつ頃にするのか，また復帰するにあたり，どんなことに配慮が必要なのか，利用可能な会社の制度などを上司と話し合います．十分話し合い，復帰の準備を整えていくようにしましょう．
復職後	• 業務量や勤務時間の相談 ※医師や産業医に，現在の体調に対して仕事が負担になりすぎていないか，適切な仕事量か，仕事量をもう少し増やせそうなのかなど相談したうえで，上司に報告・相談をしましょう．

確認しておきましょう．常時従業員10名未満の会社の場合，就業規則の作成は義務づけられていませんので，会社側と個別の相談が必要です．

1）休暇制度

　時間単位の有給休暇：時間単位の有給を取得できる制度．検査など丸一日の休暇が必要ない場合に役立てることができます．

　傷病休暇・病気休暇制度：入院治療や通院のため，年次有給休暇とは別に休暇を取得できる制度．なお，その間の給与・賃金についても確認

しておきましょう.

２）勤務制度

時差出勤制度：ラッシュ時を避け，からだへの負担が少ない時間帯に出勤を可能とする制度.

短時間勤務制度：療養中，療養後の負担を軽減する目的で，所定労働時間を短縮する制度.

テレワーク(在宅勤務)：パソコンなどの情報通信機器を活用した，場所にとらわれない働き方.

試し出勤制度：勤務時間や勤務日数を短縮し，ゆるやかな職場復帰を促す制度.

（櫻場晴美）

🔍 文 献

1) 静岡県立静岡がんセンター：がん体験者の悩み Q & A.
2) 厚生労働省：事業場における治療と職業生活の両立支援のためのガイドライン.
3) 厚生労働省：仕事とがん治療の両立お役立ちノート.
4) Hope Tree(ホープツリー)　がんになった親を持つ子どもへのサポート情報サイト.〔https://hope-tree.jp/〕

① がん治療にまつわるお金の話

3）がん治療と仕事を両立させるには
② 病院(医師，看護師，薬剤師)は　あなたの味方です！

　がん患者さんの3人に1人は20～64歳の就労可能年齢といわれています[3]．通院でのがん治療が主流となった現代では，治療と仕事の両立やそのひとらしく過ごせるためのサポートが求められます．

 外来化学療法を受ける患者さんの就労支援

　抗がん薬治療は，術前・術後補助療法であれば治療回数や期間は決まっていますが，再発・転移のある患者さんは継続した治療となります．治療中の抗がん薬ががんに効かなくなっても，次の抗がん薬治療を提示され年単位の治療に至る場合も少なくありません．また，抗がん薬は副作用をともなう治療であり，その症状が仕事に支障をきたすことがあります．

　看護師は，医師から説明された治療スケジュールや副作用症状について患者さんがどのように理解しているのか確認します．また，どんな副作用症状が仕事に影響を及ぼすのかを予測し，患者さんの仕事に合わせた副作用対策をともに考えます．

 医療者が知りたい外来化学療法を受ける　患者さんの就労状況

　通院で抗がん薬治療を受けるためには，治療と仕事の調整が必要です．医療者は，通院や治療によって就労に影響することを推察するために，患者さんの就労状況を知ることがとても大切です．治療と仕事の両立を支援するために医療者が知りたいことを示します(表1)．

　外来化学療法を開始した患者さんに，治療と仕事を両立するための工夫や職場からの配慮について話を伺います．なかには，治療と仕事の両

表1 患者さんの就労状況について医療者が知りたいこと

- 職業
- 雇用形態(自営業，正規雇用，派遣，パート，アルバイト)
- 仕事内容
- 今後の治療スケジュールや副作用症状をふまえた就労への意向
  (就労の継続，雇用形態の変更，勤務時間の短縮，仕事内容の変更，代行，退職など)
- 病気休暇や休職，有給休暇の取得可能期間
- 代理や代行が可能な仕事か
- 仕事を休む場合，引継ぎなどで必要な期間
- 職業上困る副作用症状
  調理師：味覚異常，運転手：末梢神経障害，化粧品販売業：皮膚障害，冷蔵食品取扱い：冷感誘発末梢神経障害　など
- 職場(上司，周囲)に病気を伝えられるか，またサポートが得られるか
- 休職することで雇用に生じる問題
  (解雇，閉業，昇給および昇級に支障がでる，経済的問題など)
- 高額療養費制度，限度額適用認定，傷病手当金などの社会保障制度の活用状況
- (当院)夜間外来化学療法(毎週金曜日のみ20時までの治療)の利用の有無

立が困難となり，つらい思いをされている方もいます．看護師は，患者さんの思いに寄り添いながら，病院内で相談できることを整理し多職種と協働して患者さんを支援するよう働きかけます．

　宮城県立がんセンターでは，がん相談支援センターで医療費や就労，がんに関する医療相談，医療福祉相談，こころの相談，緩和ケア相談などに対応しています．また，ハローワークの出張相談があり，がん相談支援センターで予約をすることができます．実際に，ハローワークの出張相談を活用された方の話を伺うと，「この病気になったからこそ，違う職種に就いてみよう！」と就労に前向きな患者さんもいました．

　患者さんが退職を決意されたときには，病気や治療だけでなく，さまざまなことを鑑みて決断されたことか確認します．早まった判断で退職すると，保障されている公的支援や健康保険組合による支援が受けられなくなります．看護師は，患者さんの気持ちの変化や仕事に対する思い，人生観などを受けとめ，よく話し合い，患者さん自身が納得できる決断がなされるよう支援します．

Ⅲ 夜間外来化学療法

当院では，就労支援対策として夜間外来化学療法に取り組んでおり，毎週金曜日のみ20時までの抗がん薬治療が可能です．患者さんが仕事を終えてから治療を受けられるため，収入を減少させることなく治療を継続できます．また，通院をサポートしているご家族にとっての就労支援にもなっています．がんの治療は長期的になることもあり，治療を継続しながら収入を維持することは生活するうえでとても重要です．外来化学療法が開始される前に，夜間外来化学療法の説明と利用の有無を確認しています．

Ⅳ 外来化学療法におけるチーム医療

看護師は，診察前に問診票を用いて副作用症状の確認をします．このとき，副作用症状が及ぼす日常生活や仕事での困りごと，不安などを丁寧に聞きとり，医師，薬剤師と情報を共有しています．抗がん薬の副作用症状は，からだだけがつらい状況となるのではなく，心理・社会的にも影響を及ぼすことがあります．不安や困りごとが病院内で相談できる事柄なのか，地域やご家族，職場の協力が必要なものなのか，情報を整理します．病院内で相談できる場合は，各専門職に介入を依頼し問題が解決できるよう働きかけます．がんの患者さんやご家族の不安や困りごとに対して，専門看護師や認定看護師が対応している看護外来を紹介することがあります．看護外来では，医師と連携をはかりながら患者さんやご家族を支援しています．

次に，医療ソーシャルワーカー（medical social worker；MSW）との連携の一例ですが，仕事を辞め，医療保険について「社会保険を継続したほうがよいのか，国民健康保険に切り替えたほうがよいのか」を悩まれている患者さんがいました．患者さんのニーズに速やかに対応するため，医療ソーシャルワーカーに介入を依頼し面談したことで，今後の医療保険を決定するための糸口となりました．

当院では，外来専従のがん専門薬剤師がおり，毎日，外来化学療法前

のミーティングに参加しています．薬剤師の視点から今後起こりうる副作用やアレルギーのリスク，催吐性リスクの高い患者さんへの吐き気どめの提案(支持療法薬の提案)などを行い，医師，看護師と情報を共有し連携をはかっています．

　抗がん薬治療は長期的になることが多く，副作用症状と共存しながら生活しなければなりません．チーム医療では，患者さんやご家族の抱える不安や困りごと，どんなサポートを求めているのかを遠慮せずに伝えることが大事です．医療者は，患者さんやご家族の思いをくみとり，さまざまな職種が情報の共有と連携をはかりながら専門性を発揮することで，患者さんが自分らしく過ごせるための支援に努めます．

　ここで，当院での症例を紹介します．

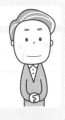

症　　例	60歳台，男性，前立腺がん　ステージⅣ
治　　療	ドセタキセル療法　3週1回投与
職　　業	造園業　正規雇用
仕事内容	剪定，高所での作業，大きな木・石の運搬，営業含む

　ドセタキセルは3週に1回の治療スケジュールで行う抗がん薬治療で，1回の所要時間は2時間程度です．ただし，治療当日のからだの状況によっては治療が延期され，予定日に治療ができない場合があることを説明します[4]．また，当院では，夜間外来化学療法(毎週金曜日のみ20時まで治療可能)を紹介し，利用の有無を確認します．

　副作用に関しては，発現時期と症状を詳しく説明します．ドセタキセルは，むくみ，筋肉痛，関節痛，爪障害，手足のしびれなどの副作用症状が予測されるため，剪定や高所での作業，重いものを運ぶ作業はより慎重を期す必要があることを伝えます．

　爪の変色，変形への対処は，ドセタキセルの点滴投与中にフローズン

グローブ・ソックスで手足を冷やし重篤化しないようにします．また，爪や手の乾燥を防ぐためにクリームや爪用オイルでの保湿をすすめます．爪に変形がみられた場合は，マニキュアやトップコートを塗ることでひび割れの悪化を防ぎ，粘着性伸縮包帯を指に巻くことで爪を保護する方法があることを伝えます[5]．

治療後 7〜14 日頃には骨髄抑制が現れ，白血球や血小板が減少するため感染やけがに注意が必要であることや，2〜3 週間過ぎた頃から髪の毛が抜けてくるので，これまでどおり営業ができるようアピアランス(外見)ケアについても説明します[4]．

治療について不安や疑問があるときは，医師，薬剤師，看護師にいつでも相談できることや，病院内にがん相談支援センターがあり，医療費や就労などに関して相談に応じてくれる場所があることを紹介します．

（門馬仁美）

🔍 文　献

1) 小澤桂子ほか：理解が実践につながるステップアップがん化学療法看護第 2 版. 学研メディカル秀潤社，2016.
2) 岡元るみ子：治療も仕事もサポートします！　まるごと副作用ケアがん化学療法のレジメン 44 やさしくまなべる BOOK. メディカ出版，2018.
3) 厚生労働省：がん患者の就労や就労支援に関する現状. 〔https://www.mhlw.go.jp/file/05-Shingikai-10901000-Kenkoukyoku-Soumuka/0000037517.pdf〕
4) 独立行政法人医薬品医療機器総合機構 PMDA：ドセタキセル点滴静注用 20 mg/80 mg「サワイ」. 〔https://www.pmda.go.jp/PmdaSearch/iyakuDetail/ResultDataSetPDF/300119_4240405A1053_1_06〕
5) 国立がん研究センター中央病院：化学療法中の爪の変色・変形への対処法. 〔https://www.ncc.go.jp/jp/ncch/division/nursing/power/010/090/index.html〕

① がん治療にまつわるお金の話

3）がん治療と仕事を両立させるには
③ 傷病手当金，障害年金をうまく使おう

　病気になったときに患者さんを金銭面で支える社会保障制度として，健康保険による「傷病手当金」，年金保険による「障害基礎年金・障害厚生年金」などが挙げられます．これらは，申請できる方，申請先，申請のタイミングがそれぞれ違います．

Ⅰ　傷病手当金

　被保険者が業務外の傷病による療養のため就労不能となり，支給要件を満たしたときに支給されます．

1．申請できる方[1]

　下記の支給要件（条件）を満たした方

- 連続して3日間（待機期間）仕事を休んでいること．

　　※連続して3日間の休みの後，4日目以降の仕事を休んだ日を対象に支給されます．

　　※待機期間には有給休暇や土日・祝日などの公休日も含まれます．

＜待機完成の考え方＞

（凡例）㊡：無給休暇，㈲：有給休暇，㊒：土日祝日などの会社で定められた休暇，㊑：出勤

例1：3日間連続して仕事を休んだ場合（○：待機完成）

　　　㊡㊡㊡

例2：3日間連続して仕事を休んでいない場合（×：待機未完成）

　　　㊡㊡㊑㊡㊡

例3：出勤をはさみ，その後3日間連続して仕事を休んだ場合（○：待機完成）

　　　㊡㊑㊡㊡㊡

例4：公休日・有給日を含んで3日間連続して仕事を休んだ場合(○：待機完成)

㊒㊑㊘

- 業務外の病気やケガ(労災保険の対象者は除く)で療養中であること.
  ※主治医が認めれば自宅療養の期間についても支給対象です.
- 仕事に就くことができない状態(労務不能)であること.
- 休業している期間, 給与の支払いがないこと.
  ※給与の支払いがあっても, 傷病手当金の日額より少ない場合はその差額が支給されます.

2．支給額(1日あたりの支給額)

支給開始日以前12か月間の標準報酬月額を平均した額÷30日×2/3

3．支給期間(図1〜3)

支給が始まった日から最長で1年6か月.
※1年6か月分の支給が受けられるということではありません. 仕事に復帰して無支給となった期間も含まれるため, 支給・無支給を合算し1年6か月間となります.

4．申請先

加入している健康保険(協会けんぽ・健康保険組合・共済組合)への申請となります.

また, 自営業の方などが加入している国民健康保険では, 条例や規約の定めるところにより任意給付は可能になっていますが, 現在実施している市区町村はありません.

5．申請するにあたっての注意点

1)同一傷病とみなされる場合(受給不可)とみなされない場合(受給可)がある

傷病手当金を過去に受給し, 支給終了後その傷病が治癒していれば同じ病名でも新たに傷病手当金を受給することが可能です. しかし, 経過観察中の再発などで治療が継続していたと認められる場合は, 新たな傷病手当金支給は認められません.

同様に, 過去に受給した傷病名との関連性(転移など)が認められる場

図1 待機期間を経て1年6か月間休業した場合

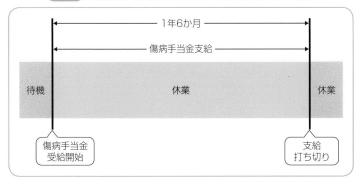

図2 復職後同一傷病で再度休業した場合

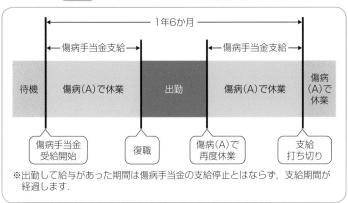

※出勤して給与があった期間は傷病手当金の支給停止とはならず，支給期間が経過します.

図3 傷病手当金を受給後，傷病（B）で休業した場合

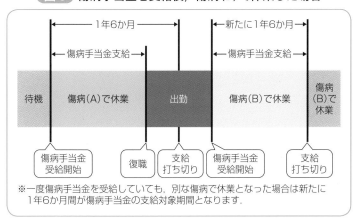

※一度傷病手当金を受給していても，別な傷病で休業となった場合は新たに1年6か月間が傷病手当金の支給対象期間となります.

合，別の傷病名であっても傷病手当金が不支給となる可能性があります．

2) 主治医へ自分の仕事のことを伝える必要がある

　申請に必要な申請書（療養担当者記入用※協会けんぽの場合）には，療養を担当する医師（主治医）に「症状経過からみて従来の職種について労務不能と認められた医学的な所見」を記入してもらう必要があります．つまり，支給要件である仕事に就くことができない状態（労務不能）であることを証明してもらう必要があります．

　一言に就労といっても肉体労働から事務労働までさまざまありますので，主治医に書類を依頼しても，患者さんの情報がなければ実態がわからないので労務不能を証明することは難しくなります．

　日頃の外来受診で，日常生活や仕事での困りごとを伝えておく必要がありますし，書類作成を依頼する際には，自分の仕事内容や実態を主治医に伝えることが大事です．

6. その他

　退職して健康保険から脱退していても，次の①と②に該当する場合は傷病手当金の受給は可能です．

①退職前まで健康保険に加入していた期間が1年以上あること．

②退職前までに傷病手当金を受給している，もしくは受けられる状態（支給要件を満たしている）であること．

Ⅱ 障害基礎年金・障害厚生年金

　公的年金に加入中の傷病が原因で一定の障害の状態となり，受給要件を満たすときに支給されます．

1. 申請できる方

　下記の支給要件（条件）を満たした方

- 初診日が国民年金または厚生年金保険の被保険者期間中にあること（表1）．
- 保険料を納付していること（未納期間が初診日のある月の前々月までの公的年金の加入期間の1/3以上ないこと，または初診日のある月の前々月までの1年間にないこと）

表1 初診日に加入している年金保険による
支給される障害年金の違い

障害の程度	国民年金のみに加入	国民年金と厚生年金保険に加入
1級	1級の障害基礎年金	1級の障害基礎年金 ＋ 1級の障害厚生年金
2級	2級の障害基礎年金	2級の障害基礎年金 ＋ 2級の障害厚生年金
3級	なし	3級の障害厚生年金
3級より軽い障害	なし	障害手当金

※障害の程度は障害等級表に定められています.

- 障害認定日において, 障害の程度が政令で定められた一定の基準以上の状態にあること.

※障害認定日：初診日から1年6か月を経過した日もしくは, その日までに症状が固定した場合はその固定した日.

※障害の程度が政令で定められた一定の基準以上の状態：障害等級表と呼ばれ政令で次のように定められています.

「国民年金法施行令別表」に1級または2級の障害基礎年金と1級または2級の障害厚生年金の障害等級表,「厚生年金保険法施行令別表第1」に3級の障害厚生年金の障害等級表,「厚生年金保険法施行令別表第2」に障害手当金の障害等級表が定められています.

2. 支給額

1）障害基礎年金（2021年度）

1級：976,125円（780,900円×1.25）（月額81,343円）＋子の加算額

2級：780,900円（月額65,075円）＋子の加算額

※子の加算額：障害年金を受給する方と一緒に生活している18歳までの子（18歳到達年の年度末まで）または, 20歳未満の1級もしくは2級の障害の状態の子がいる場合に加算.

第1子・第2子（1人につき）224,700円（月額18,725円）

第3子以降(1人につき)74,900円(月額6,241円)

2)障害厚生年金(2021年度)

1級：報酬比例の年金額×1.25＋配偶者加給年金額224,700円(月額：18,725円)

2級：報酬比例の年金額＋配偶者加給年金額224,700円(月額：18,725円)

3級：報酬比例の年金額　※最低保証額：585,700円(月額48,808円)

障害手当金(一時金)：報酬比例の年金額×2　※最低保証額：1,171,400円

3. 支給期間

　障害年金は「更新がある方」と「更新がない方」に分かれます．支給期間に限りがあるのは，「更新がある方」が障害状態確認届を提出した結果，障害年金が停止する場合となります．

　「更新がある方」は，誕生月の3か月前の月末に障害状態確認届が送付されますので，診断書欄を医師に記載してもらい提出し，再認定を受けます．

　「更新がない方」は，定期的な診断書の提出は必要ありません．

4. 申請先

　　障害基礎年金：お住まいの市区町村役場または年金事務所

　　障害厚生年金：お近くの年金事務所

5. 申請をするにあたっての注意点

　「障害者手帳の障害等級」と「国民年金・厚生年金保険の障害等級」は，判断基準が異なり制度の内容も全くの別物となりますので，障害者手帳の交付を受ける＝障害年金が受給できるとは限りません．障害者手帳の交付を受けても障害年金を受けられない場合もあります．

6. どのような症例に障害年金が下りるか

　障害年金における等級の判断は，「国民年金法施行令別表」「厚生年金保険法施行令別表第1」「厚生年金保険法施行令別表第2」に障害等級表として定められていますが，より具体的な認定基準として「国民年金・厚生年金保険　障害認定基準」のなかの該当する障害等級認定基準・認定要領により判断されます．

※それぞれの障害等級認定基準・認定要領については，「日本年金機構

国民年金・厚生年金保険　障害認定基準」で検索していただき，日本年金機構のホームページ[5]から確認することが可能です．

例1：舌がんによる障害…「第5節/そしゃく・嚥下機能の障害」

例2：喉頭がんによる障害…「第6節/音声または言語機能の障害」

例3：直腸腫瘍による人工肛門造設…「第18節/その他の疾患による障害」

例4：がん治療(抗がん薬・放射線)での副作用…「第16節/悪性新生物による障害」

例5：がんによる日常生活や就労の制限…「第16節/悪性新生物による障害」

※がん種により障害認定日が違います．

　例：喉頭全摘出術については手術をした日，人工肛門については造設してから6か月を過ぎた日．

※個人の状況により同じ病名でも等級が違う場合があります．

（詳しくは年金事務所に問い合わせて下さい.）

7. その他

事後重症

　初診日から1年6か月経った障害認定日には，障害の程度が政令で定められた一定の基準以上の状態に至らず障害年金を受給できなかった人が，その後65歳の誕生日の前々日までに障害が悪化し，障害の程度が政令で定められた一定の基準以上の状態になったときに，65歳の誕生日の前々日までに改めて請求することで，障害年金を受けられる場合があります．

（小野貴史）

🔍 文　献

1) 全国健康保険協会　協会けんぽ：健康保険傷病手当金支給申請書 記入の手引.

2) 荘村明彦：社会保障の手引　2020年版　施策の概要と基礎資料. pp.545-546, 571-573, 592-595, 628, 中央法規出版, 2020.

3) 障害年金と診断書—障害基礎年金・障害厚生年金—. pp.6-15, 71-75, 年友企画, 2020.

4) 日本年金機構：国民年金・厚生年金保険　障害認定基準. pp.12-13, 91-92, 95-99, 2017.

5) 日本年金機構ホームページ. 〔https://www.nenkin.go.jp/index.html〕

①　がん治療にまつわるお金の話

３）がん治療と仕事を両立させるには
④介護保険とは何でしょうか？

　がんの治療を含めて，多くの病気との付き合い方を考えてみると，病院を受診し検査や治療を受けている時間はほんの少しで，大半は自宅で過ごすなど日常生活の時間になります．昨今では抗がん薬治療や放射線治療などは，治療にともなう副作用への対策がなされてきたことによって，初回投与時のみ入院し，その後は外来で治療を継続したり，はじめから外来だけで通院治療を行うことも多くなってきています．このため，療養生活の準備や普段の生活の過ごし方について，治療前や治療中にある程度見通しておくとよいでしょう．

　在宅療養を行っていると，体調によって家事援助（ヘルパー）や療養を支える訪問看護などによる人の助け，また介護ベッド・車いすなどの福祉用具が必要になるときがあります．そのようなときの支援の一つに，介護保険制度があります．

Ⅰ　介護保険とは？

　介護保険とは，**介護が必要な方（要支援者・要介護者）に介護の費用の一部を給付する制度です**．

　給付を受けるには，各市区町村や専門機関に一定の手続き（申請）をして，どの程度介護が必要かを判定してもらう必要があります．判定の結果，要支援・要介護と認定された場合に，1割（年収によって自己負担率が2割または3割になる場合があります）の自己負担でサービスを受けることができます．

Ⅱ　介護保険制度の対象者

　介護保険は，全国の市区町村が保険者となり，その地域に住んでいる40歳以上の方が被保険者（加入者）として納めている介護保険料と税金で支払われています．つまり，39歳以下の人は，制度の対象や支払い義

務の対象外となります.

　介護保険制度の対象（給付対象者）は，65歳以上の第1号被保険者と，40〜64歳の第2号被保険者とされています.

 ## 介護保険が適用される要件

　介護認定を受けるための要件は第1号被保険者と第2号被保険者によって異なります. その要件について, 第1号被保険者と第2号被保険者に分け表1にまとめました.

表1 介護保険制度の対象者

	年齢	サービスを利用できる要件
第1号 被保険者	65歳以上	要介護・要支援状態であること.
第2号 被保険者	40〜64歳	以下の特定疾病と診断され, それによって要介護・要支援状態になっていること. ・**末期がん** ・筋萎縮性側索硬化症 ・後縦靱帯骨化症 ・骨折をともなう骨粗鬆症 ・多系統萎縮症 ・初老期における認知症（アルツハイマー病, 脳血管性認知症など） ・脊髄小脳変性症 ・脊柱管狭窄症 ・早老症（ウェルナー症候群など） ・糖尿病性神経障害, 糖尿病性腎症および糖尿病性網膜症 ・脳血管疾患（脳出血, 脳梗塞など） ・進行性核上性麻痺, 大脳皮質基底核変性症およびパーキンソン病 ・閉塞性動脈硬化症 ・関節リウマチ ・慢性閉塞性肺疾患（肺気腫, 慢性気管支炎など） ・両側の膝関節または股関節に著しい変形をともなう変形性関節症

第1号被保険者の場合は，**要介護状態（認知症などで介護が必要な状態），要支援状態（日常生活において支援が必要な状態）である場合**に介護保険適用の対象となるのが基本です．

第2号被保険者の場合，**末期がん**や関節リウマチなど**加齢に起因する特定疾病によって要介護・要支援の状態になっている**ことが保険適用の要件となっています．

介護認定までの流れと期間

介護保険サービスの利用を開始するには，市区町村に要介護認定を申請して要支援1〜2，要介護1〜5のいずれかの認定を受けることが必要です．認定を受けるまでの流れを図1にまとめました．

要介護認定の申請を受けた市区町村は申請を受理した日から30日以内に要介護度の認定を行わなければならないと決められています．

ただ，諸事情などにより30日以内に認定を行うことができない場合もあり，その場合は市区町村から認定が遅れる理由および認定までにかかる期間などを申請者に通知することによって認定期間を延長することが可能となっています．

すぐに認定されるものではないため，申請する時期について判断に迷うときには医師や看護師，病院にある相談窓口などに相談してみるのもよいでしょう．認定前にサービスを使用できることもありますので，後述する，「認定前に介護保険サービスを使用したいときは」(p.64)もご参照ください．

申請場所について

住民票がある市区町村の役所にある担当窓口で行います．市区町村によって「高齢者支援課」や「介護保険課」と窓口名称が異なる場合もありますので，担当の窓口がどこかわからない場合は総合窓口で確認します．

また，地域包括支援センターでも申請ができます．地域包括支援センターは人口2〜3万人の日常生活圏域に設置されており，多くの場合，各中学校区域に1つ設置されています．

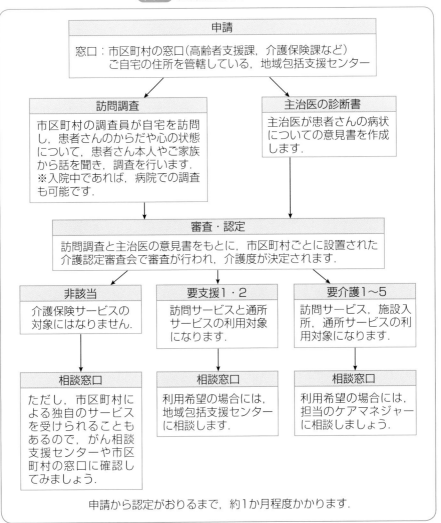

図1 要介護認定までの流れ

申請
窓口：市区町村の窓口（高齢者支援課，介護保険課など）
　　　ご自宅の住所を管轄している，地域包括支援センター

訪問調査
市区町村の調査員が自宅を訪問し，患者さんのからだや心の状態について，患者さん本人やご家族から話を聞き，調査を行います．
※入院中であれば，病院での調査も可能です．

主治医の診断書
主治医が患者さんの病状についての意見書を作成します．

審査・認定
訪問調査と主治医の意見書をもとに，市区町村ごとに設置された介護認定審査会で審査が行われ，介護度が決定されます．

非該当
介護保険サービスの対象にはなりません．

要支援1・2
訪問サービスと通所サービスの利用対象になります．

要介護1〜5
訪問サービス，施設入所，通所サービスの利用対象になります．

相談窓口
ただし，市区町村による独自のサービスを受けられることもあるので，がん相談支援センターや市区町村の窓口に確認してみましょう．

相談窓口
利用希望の場合には，地域包括支援センターに相談します．

相談窓口
利用希望の場合には，担当のケアマネジャーに相談しましょう．

申請から認定がおりるまで，約1か月程度かかります．

　　地域包括支援センター：該当地域に居住している高齢者とその介護を行っている方が利用することができる施設で，高齢者に関するさまざまな相談に対応してくれます．介護保険申請を行うにあたって何から始めればよいのかわからないという方は，地域包括支援センターに相談するようにしましょう．すべてに無料で対応してくれますので，気軽に相談することが可能です．

Ⅵ 介護保険サービスを開始するには

　介護保険サービスを開始するには，認定を受けた後，介護度によって定められている支給限度額をふまえて，どのようなサービスを利用するかという計画（ケアプラン）を作成する必要があります．要支援認定の場合は地域包括支援センターに依頼，要介護認定の場合は居宅介護支援事業所（※多くの場合，結果の通知と一緒に，事業所のリストが同封されます）に依頼をすると，所属するケアマネジャーが訪問し，申請者本人のからだや心の状態，本人とご家族の希望を聞いたうえで，介護にあたっての課題や問題点を検討し，ケアプランを作成してくれます（依頼は患者さん本人以外にご家族，医療ソーシャルワーカー（medical social worker；MSW）からもできます）．

認定前に介護保険サービスを利用したいときは

　通常は認定結果の通知を受けとり介護保険サービスの利用を開始しますが，患者さんの状態によっては要介護認定の結果が出るまで待てない症例もあるかと思います．

　このような方のために介護保険法では，要介護認定の効力は申請を行った日までさかのぼると定められています．申請を行って，結果として「要支援」または「要介護」と認定されれば，申請時から利用していた介護保険が適用されるサービスも介護保険の給付対象となりますので，要介護度の認定を待たずして介護保険サービスを利用することが可能になります．

　要介護認定の結果が出る前に介護保険サービスを利用したいと考えている場合は，介護認定の申請を行う際に地域包括支援センターに相談するようにしてください．

Ⅶ 介護保険の更新や区分変更について

　認定された介護保険証は，運転免許証などと同じで有効期限があります．介護保険サービスを継続する必要がある場合は，有効期限前に更新が必要になります．

また，認定有効期間中に体調の悪化がみられ，介護の区分を変更する必要性が生じた場合には，区分変更の申請が可能です．

　いずれも申請場所は市区町村の窓口になりますが，すでに介護保険サービスを受けている場合は担当のケアマネジャーが代理申請を行ってくれますので，手続きはケアマネジャーに依頼するとよいでしょう．

還付制度について

　1か月に受けられるサービスは，介護度に応じて50,320〜362,170円まで利用でき，利用者は実際に使った介護費用の1割を負担します（2021年4月現在）．低所得の人でも必要な介護が受けられるよう，1か月の自己負担額には所得に応じた限度額が設けられており，介護費用（「福祉用具購入」や「住宅改修」などの費用は除く）が高額になった場合は「**高額介護サービス費**」から超過分が還付されます．利用料金の支払いが基準額を超えた場合，市区町村からそれを知らせる通知が届きます．同時に，高額介護サービス費の還付申請書が送られてきます．その申請書を市区町村に申請することで還付される仕組みになっています．

　さらに，同時期に医療費も介護費もかかったという人には，医療費と介護費の自己負担額を合算して払い戻してもらえる「**高額医療・高額介護合算療養費制度**」を利用することも可能です．対象になるのは，8月1日〜翌年の7月31日までの間に自己負担した医療費と介護費の合計です．まず，健康保険の「高額療養費」（pp. 21〜33）と介護保険の「高額介護サービス費」で還付を受けたうえでなお，合算制度の限度額を超える人は，市区町村に申請することで超過分が還付されます．

（櫻場晴美）

🔍 文　献

1) 国立がん研究センター　がん情報サービス．〔https://ganjoho.jp/public/index.html〕
2) 厚生労働省：介護保険の解説　サービスにかかる利用料．〔https://www.kaigokensaku.mhlw.go.jp/commentary/fee.html〕

① がん治療にまつわるお金の話

３）がん治療と仕事を両立させるには
⑤ がん相談支援センターの存在

I がん相談支援センターについて

「**がん相談支援センター**」は，全国の「がん診療連携拠点病院」（後述）や「小児がん拠点病院」「地域がん診療病院」に設置されている，がんに関する相談の窓口です（図1）.

　これらの病院は，全国どこにお住まいでも質の高いがんの医療が受けられるように，治療の内容や設備，がんに関する情報提供などについて，一定の基準を満たし厚生労働大臣が指定した施設となります.

　「がん相談支援センター」では，がんに関する治療や療養生活全般にわたって相談することができ，患者さんやご家族のほか，地域の方々はどなたでも無料でご利用いただけます[3].

　がんに関する困りごとがありましたら，お近くのがん相談支援センターにご相談ください. また，身近にいるがんの患者さんで，困りごとがある方にもすすめてみてください.

＜がん診療連携拠点病院＞

　がん診療連携拠点病院には，都道府県内の連携体制の整備などで中心的役割を担う「都道府県がん診療連携拠点病院」と，都道府県内各地域で中心になる「地域がん診療連携拠点病院」と，「特定領域がん診療連携拠点病院」「国立がん研究センター」があります. お互いに連携し，専門的ながん医療の提供，初期段階からの緩和ケアの充実，がん患者さんやご家族に対する相談支援と情報提供を行っています. また，日本のがん対策に必要な情報の整備を中心的に行っている国立がん研究センターがん対策情報センターと協同し推進する「がん情報提供ネットワーク」によって，国民や患者さんが信頼できる情報を適切に，効果的に活用できるようにする役割も担っています.

図1 「がん相談支援センター」のロゴマーク

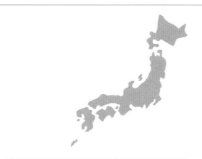

全国どこでも質の高いがん医療を提供できるように, がん診療連携拠点病院として405か所が指定されています.
（2021年4月1日現在）

「がん相談支援センター」のロゴマーク

がん相談支援センター

がん診療連携拠点病院の「がん相談支援センター」の窓口がわかりやすいようにロゴマークが活用されています.

（文献3より一部引用）

Ⅱ がん相談支援センターの誕生

2005年頃, 国民やがん患者さんはがん医療に関する情報の不足や, 地域や施設による治療の格差などに不満感をもっていました. 当時の患者さんやご家族の声と「がん対策推進アクションプラン2005」によって"患者およびその家族の不安や疑問に適切に対応できるよう"「役立つ情報の提供」や,「正確な情報による支援を行う」役割を担う場として相談支援センターが誕生しました. そして, 2006年から「相談支援センターの設置」は, がん診療連携拠点病院の指定要件の一つとなっています. 病院によって相談支援センターの名称が異なっていましたが, 2014年1月に「がん相談支援センター」の併記が義務化されました.

がん相談支援センターは, がん対策基本法やがん対策推進基本計画など, 国が定めるがん対策に基づいて設置されており,「がん診療連携拠点病院などの整備に関する指針」のなかでがん相談支援センターが行うべき事項が示されています.

がん相談支援センターを安心して ご使用いただくために

1. どんな相談ができるの？（図2）

　がんに関する困りごとは，どんなことでも相談できます．

　がんと診断されたとき，多くの患者さんやご家族は衝撃を受け，不安や絶望感でいっぱいになります．「なんで自分だけがこんな目にあうんだ」と自暴自棄になり，「だれも自分の思いをわかってくれない」と孤独感を強めてしまうことがあります．「どうしていけばよいのだろう」「がんの治療はお金がかかる，どうしよう」と悩まれることもあります．また，「自分のがんの治療，『標準治療』について知りたい」「インターネットで調べてみたが，何が正しいのかわからない」「担当医が忙しそうで，説明された内容がよくわからなかったが返事をしてしまった」「自分に使える制度についてや緩和ケアについて教えてほしい」などの相談があります．さらに，がん遺伝子パネル検査が保険収載となったことで「がんゲノム医療について」のご相談にも対応しています（「Q4．がんゲノム医療とはどのようなものでしょうか？　目的や検査の流れ，値段についてなど教えてください」（pp. 207〜216）もご参照ください）．

　「がん相談支援センター」では，ゆっくりお話を聞きながら，がんの治療や療養生活全般の質問や相談をお受けします．そして，一緒に考え，必要な情報を探したり，説明したりします．

　しかし，担当医の説明のなかで，理解できなかったことを一緒に考えたり，発言の補足説明などはできますが，担当医に代わっての病状説明や治療の判断などはできませんのでご留意ください．

　また，相談員が相談者の困りごとを解決するために，他部署や専門家との連携が必要になることがあります．そのときには相談者に必ず説明し同意をいただき，相談者の困りごとが解決できますように支援していきます．

2. 相談者の了解なしに医療者を含めた他者に相談内容をお伝えすることはありません．匿名での相談ができます

● こんなこと相談してもいいのかな？

図2 「がん相談支援センター」に相談ができることの例

検査・治療・副作用

- ●自分のがんや治療について詳しく知りたい
- ●担当医から提案された以外の治療法がないか知りたい
- ●セカンドオピニオンを受けたいが、どこに行けばよいか

医療者とのコミュニケーション

- ●担当医の説明が難しい
- ●医療者に自分の疑問や希望をうまく伝えられない
- ●何を聞けばよいのかわからない

経済的負担や支援について

- ●活用できる助成・支援制度、介護・福祉サービスを知りたい
- ●介護保険の手続きを知りたい
- ●仕事や育児、家事のことで困っている

がんの予防や検診について

- ●がん検診はいつ、どこで受けられるか
- ●がん検診で再検査の通知がきて、不安でたまらない

療養生活の過ごし方

- ●治療の副作用や合併症と上手に付き合いたい
- ●自宅で療養したい

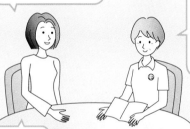

社会との関わり

- ●病気について、職場や学校にどのように伝えればよいか
- ●仕事を続けながらの治療はできるか

家族との関わり

- ●家族にどう話していいかわからない
- ●家族の悩みも相談したい

患者さんやご家族の心のこと

- ●気持ちが落ち込んでつらい
- ●思いを聞いてもらいたい

緩和ケア

- ●地域で緩和ケアを受けられる病院はあるか
- ●治療を続けながら緩和ケアを受けるにはどうしたらよいか

（文献3より）

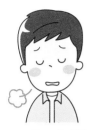

- 病院の中にある相談室だから相談内容が全部カルテに記載されて主治医や看護師に伝わってしまうかもしれないし…
- 相談すると先生や看護師さんに悪いような気がするし…

そのようなご不安を含めて，相談員にご相談ください．相談員が，そのお気持ちに配慮をしながら，相談に対応しています．

3．無料で相談ができます

がん相談支援センターの相談員がお話を聞かせていただいたときは，料金はかからず無料になります．

4．どんな人が相談に乗ってくれるの？

がんについて詳しい看護師や，生活全般の相談ができる医療ソーシャルワーカー（medical social worker；MSW）などが，相談員として対応しています．なお，国が指定した研修を修了した相談員は，「がん相談支援センター」のロゴをかたどったバッジを着けています（図3）．

さらに，相談対応に必要とされる知識や情報を更新するため継続的に学習し，一定の基準を満たした相談員は「国立がん研究センター認定がん専門相談員」として認定され，図4のバッジを着けています．

Ⅳ　がん相談支援センターが患者さんにできること

1．納得できる治療法の選択をするためのお手伝いもできます

セカンドオピニオンについて

セカンドオピニオンとは，患者さんが納得のいく治療法を選択することができるように，現在診療を受けている担当医とは別に，違う医療機関の医師に「第2の意見」を求めることです．**担当医を替えたり，転院したり，治療を受けたりすることではありません．**セカンドオピニオンをご希望される場合は施設により受付方法や料金が異なりますので，各施設のがん相談支援センターにお問い合わせください．

図3 がん相談支援センター相談員のバッジ

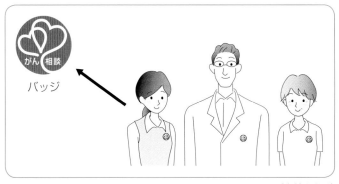

（文献3より）

図4 「国立がん研究センター認定がん専門相談員」認定バッジ

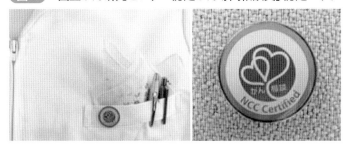

2. 自分らしく過ごすお手伝いもできます

アピアランス（外見）ケアについて

　抗がん薬の副作用によって髪や肌，眉，爪などにさまざまな変化が起こります．このような変化は，個人差はありますが，使用する薬剤の種類によって，いつ頃どのような副作用が生じるかを予測することもできるため，主治医に確認してみましょう．外見の整え方について悩んだら，看護師やがん相談支援センターに相談してみましょう．病院によっては，無料相談会やセミナーを開催しているところもありますので，ご確認ください．

　また，ウィッグ，乳房補正具の購入時に費用の一部を助成している市区町村があります．詳しくはお住まいの役所・役場にお問い合わせください（「Q2．自治体の助成金について教えてください　①ウィッグ，人工乳房，妊孕性温存など」(pp. 197〜200)もご参照ください）．

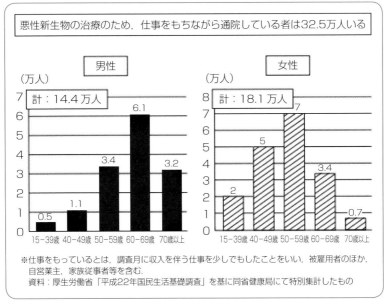

図5 仕事をもちならがんで通院している患者さん

悪性新生物の治療のため，仕事をもちながら通院している者は32.5万人いる

男性

（万人）

計：14.4万人

15-39歳	40-49歳	50-59歳	60-69歳	70歳以上
0.5	1.1	3.4	6.1	3.2

女性

（万人）

計：18.1万人

15-39歳	40-49歳	50-59歳	60-69歳	70歳以上
2	5	7	3.4	0.7

※仕事をもっているとは，調査月に収入を伴う仕事を少しでもしたことをいい，被雇用者のほか，自営業主，家族従事者等を含む．
資料：厚生労働省「平成22年国民生活基礎調査」を基に同省健康局にて特別集計したもの

（文献9 p.23より）

3. 仕事や治療費のことで困ったらがん相談支援センターへ

　2013年に行われた調査によると，がんと診断された勤労者のなかで34％の方が離職をされています[7]．また，平成27年（2015年）度の報告では，がんと診断されて離職した方のうち，治療が始まる前に離職した方は約40％という結果が出ています[8]．しかし，最初から仕事をしながらの治療は難しいとあきらめないでください．仕事をもちながら通院している患者さんも多くいます（図5）．早急な判断で退職することなくご相談ください．治療と仕事の両立のお手伝いもできます．患者さんおよびご家族にて主治医や医療者に「治療の流れ」を聞きつつ，治療にかかわる費用や生活について，利用できる制度などを調べることが大切です．

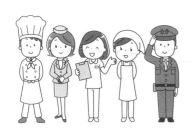

　なお，病院内に設置されているがん相談支援センターでは，これらの情報提供や仕事に関する相談支援も行っています．必要に応じて，産業保健総合支援センター（さんぽセンター）やハローワークなどと連携しながら相談への対応を行っています．

長期にわたる治療などが必要な疾病をもつ求職者に対する就職支援事業として，全国的にがん診療連携拠点病院とハローワークが連携し，治療状況をふまえた職業相談・職業紹介を行っています．さらに，ハローワークでは，がん診療連携拠点病院などへの出張相談のなかで求人情報の提供も行っています．

　仕事や制度のことで，悩んだり困ったときにはがん相談支援センターにご相談ください．

4．がんサロンや患者会のご紹介もしています

　同じ経験をもつ患者さんの話を聞くことで，気持ちが軽くなったり，療養生活を快適に送る知恵を得られることがあります．がん相談支援センターでは，がんサロンの運営や患者会活動の支援を行っています．がんサロンや患者会に参加を希望される場合は，がん相談支援センターにご相談ください．

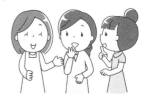

1）がんサロンについて

　がんサロンは，病院内にありがん相談支援センターが運営することが多い「院内サロン」と，地域の街中にある「地域がんサロン」に大別されます．

　「院内サロン」では，がん相談員やピアサポーターなどの配置や形態もさまざまですが，茶話会や勉強会などや，患者同士の交流や情報交換が行われます．

　サロンの活動や開催日時などについて事前に確認されてから参加するようにしましょう．

2）患者会について

　病院のなかの患者会，病気ごとの患者会，全国的に活発に活動している患者会などがあり，それぞれの会の特徴があります．患者会の参加をご希望される場合は，がん相談支援センターで情報を得ながら，ご自分に合った患者会をみつけていきましょう（「Q5．がん患者会（がんサロン）について教えてください―秋田厚生医療センターの取り組み―」（pp.217～220）もご参照ください）．

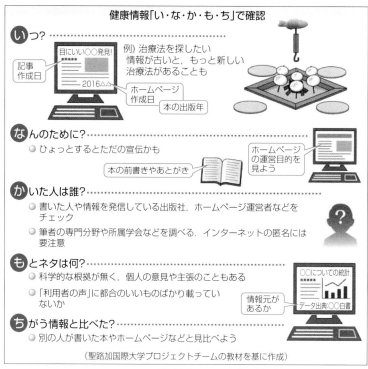

図6 情報を見極めるポイント

健康情報「い・な・か・も・ち」で確認

いつ？
記事
作成日

目にいい○○発見！

2016△△

ホームページ
作成日

本の出版年

例）治療法を探したい
情報が古いと，もっと新しい
治療法があることも

なんのために？
○ ひょっとするとただの宣伝かも

本の前書きやあとがき

ホームページ
の運営目的を
見よう

かいた人は誰？
○ 書いた人や情報を発信している出版社，ホームページ運営者などを
チェック
○ 筆者の専門分野や所属学会などを調べる．インターネットの匿名には
要注意

もとネタは何？
○ 科学的な根拠が無く，個人の意見や主張のこともある
○「利用者の声」に都合のいいものばかり載ってい
ないか

○○についての統計

情報元が
あるか

データ出典：○○白書

ちがう情報と比べた？
○ 別の人が書いた本やホームページなどと見比べよう

（聖路加国際大学プロジェクトチームの教材を基に作成）

（日経プラスワン出典　2016年9月3日付．より）

5．信頼できる情報を活用するために
情報を探すときのポイント

　情報を得ることで，漠然とした不安の軽減や，いろいろな場面で決定
していくときの判断材料になることがあります．インターネットを活用
すると，簡単に必要な情報を集めることができますが，玉石混交の医療
情報が溢れています．

　そこで，信頼できる情報かを判断することが大切です．「い・な・か・
も・ち」（聖路加国際大学　ヘルスリテラシー学習用 e ラーニング教材よ
り「健康情報を見極めるポイント」）を活用して考えましょう（図6）．

　「い」は情報がいつ書かれたか，「な」は何のために書かれたか，「か」
は書いた人はだれか，「も」は元ネタ（根拠）は何か，「ち」は違う情報と

図 7 国立がん研究センター　がん対策情報センターの発行冊子

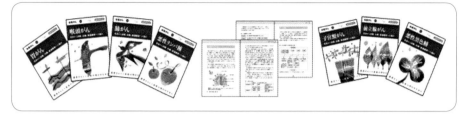

比べたか，の頭文字で，合わせると「い・な・か・も・ち」になります．古い情報でも消えずに残っていたり，金銭的利益を目的にしたサイトがあったり，科学的な根拠がなかったりするため，信頼できる情報かどうか，また，得た情報が自分に合っているのかを考えて使うことが必要です．

　得た情報を信頼してよいか，利用してよいか迷ったときは，医療者や「がん相談支援センター」にご相談ください．

　また，国立がん研究センター　がん対策情報センターから，がんに関する「信頼できる，わかりやすい，役に立つ」情報がインターネットや冊子，書籍を通して提供されています(図 7)．

　がん診療連携拠点病院のがん相談支援センターに「国立がん研究センター　がん対策情報センター発行の冊子」が置いてありますので，手に取ってご覧ください．また，インターネットのウェブサイト「国立がん研究センター　がん情報サービス」(https://ganjoho.jp/public/index.html)を活用し情報を探しましょう．

　また，国立がん研究センターの取り組みとして，寄付を募り全国の図書館に信頼できるがん情報を届ける「がん情報ギフト」があります．最寄りの図書館に，がん情報コーナーがあり，がん情報サービスの冊子が置いてありましたら，手に取り参考にされるとよいでしょう．

6．療養生活をよりよく過ごすために

　治療や療養生活のなかで，つらいときには，頑張りすぎたり無理をせずに休息をとりましょう(図 8)．家族や親しい友人などにつらい気持ちや不安を聞いてもらうことで，少し気持ちが軽くなるかもしれません．また，音楽を聴いたり，本を読んだり，映画をみたり，軽い運動などリ

図8 日常生活でのつらい気持ちへの対処の例

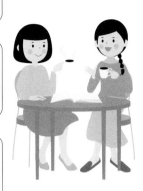

自分の強さを思い起こす
・過去に困難を乗り切ってきた。
　方法を思い出してみる。

身体を休める
・温かいお風呂に入る。
・早めに布団に入る。
・睡眠時間をしっかりとる。

リラックスできるように工夫する
・深呼吸する。
・適度な運動をする。
・趣味の時間を大切にする。
・音楽を聞いてゆっくりする。

人に話す
・信頼できる人に打ち明ける。
・医療者に気持ちを打ち明ける。
・同じ立場の人に相談する。

優先順位を付ける
・一度に解決をしようとせず、最も
　大切なことから徐々に手を付ける。

対人関係で工夫する
・無理をしない。
・断る勇気を持つ。

その他
・自分を責めない。
・自分の一番ほっとできる
　時間を大切にする。

（文献4より）

ラックスできることをしてみましょう.

　それでもつらいとき，どのように考えて，前に進めばよいのかわからないとき，全国のがん診療連携拠点病院に設置されているがん相談支援センターにご相談ください.

　「がん相談支援センター」は，相談者の気持ちを大切にしながら，困りごとが解決できますように支援しています. 一人で悩まず，お気軽にがん相談支援センターにご相談ください.

宮城県立がんセンター がん相談支援センターの対応ケース

当院での対応ケースを3例紹介します.

症例 1　高齢のAさんの場合

　高齢の患者さん(Aさん)の息子さんより,Aさんのことで困っていることがあるので相談に乗ってほしいと電話がありました.「Aさんは,麻薬を処方されてから性格が変化し怒ることが多く,歩行時はふらふらしている.独居であるため,毎日車の運転で出かけている.事故を起こしてしまうのではないか心配なので,注意するが聞き入れてくれない.どうしたらよいのか」とのご相談でした.Aさんの安全を考え,主治医に相談すると,オピオイドを使っているため運転は禁止であること,医師がAさんへの説明を希望していることを伝えてほしいと依頼されました.Aさんに連絡すると,息子さんとの折り合いが悪く,食事の買い物ができないから車を使うしかないことなど,困っていることがわかりました.まず,食事の宅配の提案と包括支援センターに訪問依頼をしました.主治医からも病状説明をし,自宅で過ごしたいAさんの困りごとを聞いて調整することで,安心されたAさんの笑顔がみられました.最後まで自宅で過ごすことを希望されたAさんは,自宅で息子さんに看取られ永眠されました.

症例 2 　医師への不満を訴える B さんの場合

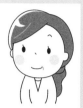

　B さんは，がん相談支援センターの窓口で，医師への不満を訴え始めました．面談室にご案内してお話を聞くと，「手術をしたら手術後の傷の痛みがあり，生活を送るのがつらくなった．こんなことになるなら手術なんかしなかった，手術した医師が悪い，謝罪してほしい」と興奮気味でお話しされました．そこで，担当医に，症状のつらさが医師への不満につながっていること，病状の理解が不足していることなど伝えました．その後，医師から時間をかけて B さんのつらさや不安を聞きながら病状説明が行われ，症状緩和につながる薬が処方されました．B さんは診察室でも涙を流し感謝の言葉を伝え，がん相談支援センターでも涙を浮かべお礼を述べて帰られました．

症例 3 　医療費を心配されていた C さんの場合

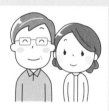

　医療費が心配で治療を迷っていると 50 歳台の C さんご夫婦が相談に来られました．「今月，直腸がんの手術があり，人工肛門になりそうだし，抗がん薬治療も必要と説明されたが，どのくらい治療費がかかるのか．仕事は，有給で休んでいるけど働けなかったら生活も苦しい．どうしたらよいのだろう」と困った様子でした．治療時に支払う金額が自己負担限度額になる限度額適用認定証の申請について今月中に行うこと，傷病手当金，障害年金，身体障害者手帳などについて説明しました．また，今後の治療と仕事の両立については，会社の制度について確認することや上司に相談するように説明しました．説明後は，制度を活用しながらなんとか治療が受けられそうとお帰りになりました．その後も困ったときにはときどきお見えになり，がん相談支援センターを活用していただいています．

「がん相談支援センター」の探し方

1. ウェブサイトで探す

　図9のように，国立がん研究センターが運営するウェブサイト「がん情報サービス」（https://ganjoho.jp/public/index.html）にて検索ができます．

2. 都道府県がん診療連携拠点病院から情報提供を受ける

　各県に都道府県がん診療連携拠点病院があります（表1）．

　都道府県がん診療連携拠点病院の「がん相談支援センター」では，都道府県内のお住まい近くの地域がん診療連携拠点病院のがん相談支援センターについて情報提供ができます．

（星　真紀子）

📖 文　献

1) 国立がん研究センター　がん対策情報センター：がん専門相談員のための学習の手引き〜実践に役立つエッセンス〜　第2版．2014．〔https://ganjoho.jp/data/hospital/consultation/files/gakushu_guide03.pdf〕
2) 国立がん研究センター　がん対策情報センター：がん専門相談員のための学習の手引き〜実践に役立つエッセンス〜　第3版．2020．
3) 国立がん研究センター　がん対策情報センター：がんの冊子　社会とがんシリーズ　がん相談支援センターにご相談ください．2017．
4) 国立がん研究センター　がん対策情報センター：がんの冊子　社会とがんシリーズ　家族ががんになったとき．2017．
5) 国立がん研究センター　がん対策情報センター：がんの冊子　がんと療養シリーズ　もしも，がんと言われたら．2012．
　※文献2)〜5)は，すべて〔https://ganjoho.jp/public/qa_links/brochure/cancer.html〕から閲覧できます．
6) 国立がん研究センター　がん対策情報センター：がん情報サービス　病院を探す　がん診療連携拠点病院などを探す　全国の一覧をみる．〔https://hospdb.ganjoho.jp/kyotendb.nsf/xpKyotenSearchTop.xsp#chiiki〕
7) 「がんの社会学」に関する研究グループ（研究代表者：静岡がんセンター　山口健）：2013 がん体験者の悩みや負担等に関する実態調査．
8) 平成27年度厚生労働科学研究費補助金　厚生労働省がん対策推進総合事業「働くがん患者の職業復帰支援に関する研究」（高橋班）
9) 厚生労働省：事業場における治療と仕事の両立支援のためのガイドライン．

図 9 がん相談支援センターをウェブでお探しの場合

「がん相談支援センター」の探し方

国立がん研究センターがん対策情報センターでは、以下の
方法で、あなたの地域のがん診療連携拠点病院や、「がん相
談支援センター」の情報を提供しています。

◆ウェブサイト「がん情報サービス」 がん情報サービス
http://ganjoho.jp **ganjoho.jp**

全国のがん診療を行っている拠点病院などの情報を掲載して
います。がんの種類や都道府県などを選択し、病院の検索や情
報をご覧いただけます。

●「がん相談支援センター」の情報は、ここ(病院を探す)から
　検索できます。

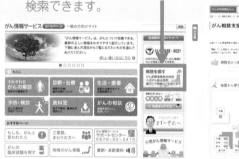
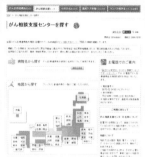

◆電話「がん情報サービスサポートセンター」
お電話でがん診療連携拠点病院を探すお手伝いをいたします。

0570-02-3410
(ナビダイヤル)
平日10〜15時

がん情報サービス
サポートセンター

※ 相談は無料ですが、通話料は発信者のご負担です。また、一部のIP電話からはご利用いただ
　けません。ナビダイヤルでは、全国各地より一律の通話料にてご利用いただけます。通話料
　の目安は、自動音声でご案内します。

(文献3より)

表 1 都道府県がん診療連携拠点病院・国立がん研究センター一覧表(2021 年 4 月現在)

都道府県	病院名	住所	電話番号
北海道	北海道がんセンター	札幌市白石区菊水 4 条 2-3-54	011-811-9111
青森県	青森県立中央病院	青森市東造道 2-1-1	017-726-8111
岩手県	岩手医科大学附属病院	紫波郡矢巾町医大通 2-1-1	019-613-7111
宮城県	東北大学病院	仙台市青葉区星陵町 1-1	022-717-7000
	宮城県立がんセンター	名取市愛島塩手字野田山 47-1	022-384-3151
秋田県	秋田大学医学部附属病院	秋田市広面字蓮沼 44-2	018-834-1111
山形県	山形県立中央病院	山形市大字青柳 1800	023-685-2626
福島県	福島県立医科大学附属病院	福島市光が丘 1 番地	024-547-1111
茨城県	茨城県立中央病院	笠間市鯉淵 6528	0296-77-1121
栃木県	栃木県立がんセンター	宇都宮市陽南 4-9-13	028-658-5151
群馬県	群馬大学医学部附属病院	前橋市昭和町 3-39-15	027-220-7111
埼玉県	埼玉県立がんセンター	北足立郡伊奈町小室 780	048-722-1111
千葉県	千葉県がんセンター	千葉市中央区仁戸名町 666-2	043-264-5431
東京都	東京都立駒込病院	文京区本駒込 3-18-22	03-3823-2101
	がん研有明病院	江東区有明 3-8-31	03-3520-0111
神奈川県	神奈川県立がんセンター	横浜市旭区中尾 2-3-2	045-520-2222
山梨県	山梨県立中央病院	甲府市富士見 1-1-1	055-253-7111
新潟県	新潟県立がんセンター 新潟病院	新潟市中央区川岸町 2-15-3	025-266-5111
長野県	信州大学医学部附属病院	松本市旭 3-1-1	0263-35-4600
富山県	富山県立中央病院	富山市西長江 2-2-78	076-424-1531
石川県	金沢大学附属病院	金沢市宝町 13-1	076-265-2000
福井県	福井県立病院	福井市四ツ井 2-8-1	0776-54-5151
岐阜県	岐阜大学医学部附属病院	岐阜市柳戸 1-1	058-230-6000
静岡県	静岡県立静岡がんセンター	駿東郡長泉町下長窪 1007	055-989-5222
愛知県	愛知県がんセンター	名古屋市千種区鹿子殿 1-1	052-762-6111
三重県	三重大学医学部附属病院	津市江戸橋 2-174	059-232-1111
滋賀県	滋賀県立総合病院	守山市守山 5-4-30	077-582-5031
京都府	京都府立医科大学附属病院	京都市上京区河原町通広小路上ル梶井町 465	075-251-5111
	京都大学医学部附属病院	京都市左京区聖護院川原町 54	075-751-3111
大阪府	大阪国際がんセンター	大阪市中央区大手前 3-1-69	06-6945-1181
兵庫県	兵庫県立がんセンター	明石市北王子町 13-70	078-929-1151
奈良県	奈良県立医科大学附属病院	橿原市四条町 840	0744-22-3051

都道府県	病院名	住所	電話番号
和歌山県	和歌山県立医科大学附属病院	和歌山市紀三井寺 811-1	073-447-2300
鳥取県	鳥取大学医学部附属病院	米子市西町 36-1	0859-33-1111
島根県	島根大学医学部附属病院	出雲市塩冶町 89-1	0853-23-2111
岡山県	岡山大学病院	岡山市北区鹿田町 2-5-1	086-223-7151
広島県	広島大学病院	広島市南区霞 1-2-3	082-257-5555
山口県	山口大学医学部附属病院	宇部市南小串 1-1-1	0836-22-2111
徳島県	徳島大学病院	徳島市蔵本町 2-50-1	088-631-3111
香川県	香川大学医学部附属病院	木田郡三木町池戸 1750-1	087-898-5111
愛媛県	四国がんセンター	松山市南梅本町甲 160	089-999-1111
高知県	高知大学医学部附属病院	南国市岡豊町小蓮 185-1	088-866-5811
福岡県	九州大学病院	福岡市東区馬出 3-1-1	092-641-1151
	九州がんセンター	福岡市南区野多目 3-1-1	092-541-3231
佐賀県	佐賀大学医学部附属病院	佐賀市鍋島 5-1-1	0952-31-6511
長崎県	長崎大学病院	長崎市坂本 1-7-1	095-819-7200
熊本県	熊本大学病院	熊本市中央区本荘 1-1-1	096-344-2111
大分県	大分大学医学部附属病院	由布市挟間町医大ヶ丘 1-1	097-549-4411
宮崎県	宮崎大学医学部附属病院	宮崎市清武町木原 5200	0985-85-1510
鹿児島県	鹿児島大学病院	鹿児島市桜ヶ丘 8-35-1	099-275-5111
沖縄県	琉球大学病院	中頭郡西原町字上原 207 番地	098-895-3331

＜国立がん研究センター＞
国立研究開発法人　国立がん研究センター中央病院　中央区築地 5-1-1　03-3542-2511
国立研究開発法人　国立がん研究センター東病院　柏市柏の葉 6-5-1　04-7133-1111

（文献 6 より，都道府県がん診療連携拠点病院，国立がん研究センターのみ抜粋）

患者さんごとに使えるサービスは異なります

症例1：進行がんの患者さんの場合

症例1　40歳台，女性．胃がん　ステージⅣ

現 病 歴

　　X年Y月：検診にて異常を指摘され，近医受診．胃がんと診断され，
　　　　　　　当院で胃全摘術，補助化学療法を施行．
　　X+1年　：全身CTで多発肝転移が指摘される．抗がん薬治療の方針
　　　　　　　となった．

＜ポイント＞
①気持ちが落ち込みがちで夜も眠れない．
②インターネットで検索ばかりしてしまう．免疫クリニックにも興味
　がある．
③友人が健康食品を送ってくる．

既 往 歴	なし
家族構成	独居（県外に両親がいる）
職　　業	会社員（デスクワークが主）

患者さんが不安なこと

・自分の残された時間について
・食事について
・金銭面．がん治療を受けながら仕事はできるのか

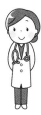

　　医師の立場から

　　通常どおり仕事をしつつ，術後の補助化学療法を受けてい
る患者さんです．自分のからだのこと，抗がん薬の副作用に
耐えることができるかどうか，がんの再発について，不安な

毎日を過ごしていると察します．加えて，治療費，仕事と治療との両立についても心配されているかと思います．

　医師は，患者さんが次の治療にうつる際は，改めて，患者さんにとってのキーパーソンはどなたか，金銭面に不安はないか，仕事内容や会社にどのように病気，治療について伝えているかを確認しておきます．治療を行うにあたって，病院には担当医以外にも，さまざまな医療従事者（看護師，薬剤師，栄養士，医療ソーシャルワーカー（medical social worker；MSW）など）がおり，さまざまな専門的な視点でサポートができることを伝えます．また，予測される副作用，治療のスケジュールについても説明を行います．治療スケジュール，副作用に関しては薬剤師外来と併診をします．

　定期診察の際には，身体所見のほかに，①食欲はあるか，②夜眠れているか，③治療に際し，不安なことはないか，④何か困っていることはないかを質問し，問診をしていきます．不安や不眠があるようであれば，積極的に臨床心理士，精神腫瘍科医へのコンサルト，看護外来との併診を考慮します．外来の限られた時間で，すべての情報を拾い上げ，サポートに結びつけることには限界があり，多職種との連携を要します．

　仕事との両立に関しては，仕事内容，通勤時間，通勤手段，職場で相談できる人がいるかどうかを確認します．仕事の継続に関して悩んでいる場合は，仕事を辞める決断は早急にせず，医療従事者に相談してほしい旨を伝えます．

　健康食品に関しては，副作用（健康被害）や他の医薬品との相互作用が懸念される場合もあり，利用を控えるべきであるとお話しします．

　がん治療においては，多職種連携，情報共有が重要です．加えて，患者さんやご家族が相談しやすい環境を整えることも欠かせないと考えます．

（山﨑知子）

　この方のように，比較的若い患者さんの場合はとくに，インターネットで情報を検索しては，自分もこのようになるのでは…と落ち込んだり，自分と同じような病状の人がすすめている健康食品を試してみたくなったりと，影響を受けることがあります．夜，眠れなくてネットサーフィンにいそしみ，不安がつのってさらに眠れなくなる…なんていうご経験をされたことがある方もいらっしゃるのではないでしょうか．

　近年，スマートフォンやインターネットの普及により，ブログやSNSなどで自分の病状を報告したり，闘病日記を書いたりする方が増えました．しかし，それは書いた人の物語であり，あなたにそのまま当てはまるわけではないということを心に留めておいていただければと思います．同じがんの人でも，100人いれば百通りの経過があり，治療があります．ブログのなかの人は，あなたではないのです．治療を受けて，このようなつらさがあったんだな，療養生活ではこんなことに気をつければいいんだな，という，気持ちのことや身の回りの工夫などは，ブログやSNSで同じような状況にある人たちの声を聴くことも励みになると思いますが，医学的な情報を得たい場合には，もう少し客観的な情報源を探したほうがよいでしょう．

　例えば，国立がん研究センターの『がん情報サービス』(https://ganjoho.jp/public/index.html)では，がんの解説，診断・治療，生活・療養の工夫など，がん治療を受けるにあたって必要な情報が掲載されています．また，新しい治療やデータが出るたびに随時更新されていますので，最新の情報を得ることができます．他にも，通っている病院のウェブサイトや，製薬会社のウェブサイトなど，信頼できる情報源をいくつか知っておくことが重要です(表1)．

　同様に，健康食品やサプリメントなどの広告で「がんに効いた」「がんが消えた」とうたうものもありますが，本当にがんに効くのであれば，なぜ世の中に普及せず，ネットや書籍などでようやく探し当てられるようなところにあるのでしょうか？　また，保険のきかない治療法なども

| 表 1 | がん情報が得られるウェブサイトの例 |

- 国立がん研究センター　がん情報サービス
  〔https://ganjoho.jp/public/index.html〕
- がん情報サイト　オンコロ
  〔https://oncolo.jp/〕
- 認定 NPO 法人 キャンサーネットジャパン
  〔https://www.cancernet.jp/〕
- 日本対がん協会　がんサバイバー・クラブ
  〔https://www.gsclub.jp/〕
- 日本対がん協会
  〔https://www.jcancer.jp/〕

世の中にはありますが，とてもよく効く治療なら，なぜ保険がきくように
なって，世の中で広く使われるようにならないのでしょうか？　少な
くとも，数多くの人に当てはまるものとは考えづらい，ということがわ
かります.

　この方のように，ご友人や親せきなどが，あなたのことを心配して，
よかれと思って健康食品をくれることもあります.「Ⅰ-3-2)-③薬の管
理」(pp. 184〜189)でも説明した通り，健康食品やサプリメントでも
抗がん薬やその他の薬との相性が悪かったり，肝臓や腎臓のはたらきを
低下させたりすることがあります. 使用を始める前に，ぜひ病院の医師
や薬剤師に相談してみてください. また，このような健康食品やサプリ
メントは高額なことも多く，治療費に加え，これらのお金がかかるとな
ると経済的な負担がより大きくなります. もちろん，保険がきくわけで
はありません. もしも，「相手もよかれと思ってすすめてくれているか
ら，本当は使いたくないけど断るのも悪いし気が引ける…」と思うとき
は，「病院の医師/看護師/薬剤師に使用を止められた」「治療との相性が
あまりよくないと言われた」と，病院で言われたことにしてしまうのも
一案です. われわれ医療者は，まず患者さんの負担を減らし，治療がう
まくいく手助けをしたいと考えています. からだに負担がかかること，
治療に影響するものはなるべく少なくし，治療がスムーズにすすむよ
う，われわれ医療者もサポートしてまいります.

(土屋雅美)

▶仕事との両立について

　40歳台という年齢から働き盛りであり，胃全摘，補助化学療法を実施して職場復帰してから間もない時期かもしれません．今後，生活を維持していく必要があること，治療費用がかかることを考えると，金銭面の不安は強いと思います．

　現在，医療の進歩によって，外来通院で抗がん薬治療を受けることができるようになり，また入院が必要な場合でも短期間の入院で治療が可能になっています．治療をしながら仕事を続けている方も年々増加しています．治療方針を確認し，仕事との両立について医師や看護師に相談していきましょう．

　宮城県立がんセンターの場合ですが，患者さんの就労支援の一つとして，通院治療が受けやすいよう，毎週金曜日の夜間に抗がん薬治療を受けられる体制（夜間外来化学療法）を整備しています．ほかにも仕事のスケジュールに合わせて治療を調整していくことや，職場のフレックスタイムや時間休暇などの制度を利用して治療することが可能です．入院治療の場合であれば，病気休暇，有給休暇などの制度を利用しながら治療ができることがあります．医師に仕事と治療の両立にあたって意見をもらい，職場と働き方の相談，調整を行っていきましょう．

▶食事について

　抗がん薬治療には，食欲不振や悪心（おしん）・嘔吐などの副作用があります．胃の手術をしていることもあり通常量の食事がとりにくくなっているうえ，副作用の関係で低体重・低栄養に陥りやすいことが予測されます．

　食事摂取によって体重減少を予防していくことは，抗がん薬治療を継続する体力や，仕事を継続する体力を維持するために重要です．食欲不振や悪心（おしん）などは，予防する薬を使用するので，症状が軽度で落ち着くことも多いですが，治療後時間が経過してから出現する味覚異常や口腔粘膜炎，口腔乾燥なども食欲低下につながります．何が食欲低下の原因になっているかによって対処方法が異なるため，原因の症状について医師や看護師に相談していきましょう．

また，症状に合わせた食事摂取方法の工夫，調理法の工夫や，体力や体重を維持するために摂取する食品の工夫など，食事のことについて管理栄養士に相談することが可能です．希望する場合には，医師に申し出ることによって，管理栄養士から栄養指導を受けることができます．

　医師，歯科医師，看護師，薬剤師，管理栄養士など多職種で連携・協働して，治療と仕事の両立をする患者さんをサポートしていきます．何事も一人で抱え込まず，些細なことでも何でも相談してください．

（櫻場晴美）

患者さんごとに使えるサービスは異なります

症例2：働き盛りの患者さんの場合

症例2　40歳台，男性，大腸がん　ステージⅣ

現病歴

   X年Y月：腹痛，排便障害にて近医受診．下行結腸がんの診断で高位前方切除術を施行．

   X+2年　：全身CTで多発肝転移を指摘される．根治切除は困難であり，抗がん薬治療の方針となる．会社にはまだ，がんが転移したことは伝えていない．

既往歴　高血圧症

家族構成　妻（パート）と高校3年生男子，小学6年生女子との4人暮らし

職業　会社員（デスクワークが主）

患者さんが不安なこと

- 治療費について
- がん治療を受けながら仕事はできるのか
- 体調が悪いときには休職はできるのか．そのときの補償は？

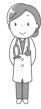

医師の立場から

   遠隔転移，再発大腸がんの患者さんです．今後は，進行を抑えること，がんによる症状を抑えることを目的とした抗がん薬治療を行うことを理解いただきます．

  一家の大黒柱として，現役で仕事をされている方です．問診の際には，キーパーソンと家族構成の確認，もし，お子さんがいるのであれば年齢，学年もたずね，カルテに記載しておきます．加えて，子どもたちは親（患

者さん）ががんで治療中であること，病状についてもどのくらい理解しているのかを確認しておきます．

　がん治療を行いながら，仕事を行うことは可能です．そのためには，治療の内容や目的，スケジュール，薬剤の副作用，注意点を十分に説明し，患者さん自身に理解していただくことが必要です．加えて，職場の方々にも，治療の内容や注意点を説明しておくようにお伝えします．ご自身にて，使用できる行政のサービスを調べておくことも欠かせません．高額療養費制度（pp.21〜33）の申請や，休職を要するときは傷病手当金（pp.53〜56）の申請方法について確認，不明な際はかかりつけの病院の医療ソーシャルワーカー（medical social worker；MSW）に問い合わせます．

　患者さんによっては，金銭面（治療費などについて）や，がんについて子どもたちへどのように伝えるべきかなど，医療者に言えず悩んでいることもままあります．担当医または医療従事者より，金銭面の不安の解決や，子どもへどのように伝えているかを確認しておくことは重要です．お子さんにどのように伝えてよいかわからない方もいらっしゃいます．その際は，医療従事者のサポートも必要と思います．

（山﨑知子）

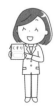

薬剤師の立場から

　近年，がん治療を受けながら仕事を続けるがん患者さんは少なくありません．2012年に定められたがん対策推進基本計画（第2期）では，働く世代のがん患者さんの支援が重点的に取り組むべき課題として取り上げられ，がん患者さんの就労支援が初めてクローズアップされました．「がんになっても働ける」というスローガンをよく目にしますが，これは，「がんになっても働かなければいけない」というわけではなく，「がんになっても働くことが（も）できる」という意味です．治療をしながら仕事を続けてもよいですし，がんの治療に専念したいので仕事は少しお休みする，ということも一つの選択肢です．この方も，治療費が心配で，がん治療を受けながら仕事はできるのか，体調が悪いときは休職できるのかなど，仕事にまつわる心配ごとが

たくさんあるようです．

▶治療選択について

　例えば，治療を選ぶ際にも，仕事のことを考慮することができる場合もあります．病院に通って抗がん薬の点滴の治療を受けるほうが都合がよいのか，飲み薬の抗がん薬にして，病院にいる時間を短くするほうがよいのかなど，個人の状況によっておすすめの治療は変わってきます．医療者としては，最も効果があると見込まれる治療を選択したい一方で，治療が患者さんの生活の妨げにならないようにとも考えています．治療選択の際に生活や仕事のスタイルを医療者に伝えてみてください．ご希望にそえない部分もあるかもしれませんが，心配ごとがなるべく少なくなるように，われわれ医療者もいろいろ考えて，サポートしていきたいと考えています．

▶抗がん薬治療の副作用について

　抗がん薬の種類によって出やすい副作用も異なります．しびれが出るもの，湿疹など見た目に影響が出るもの，髪の毛が抜けるもの，抜けないもの…．症状によって，出やすい時期も異なります．これらの情報があると，副作用が出やすい時期，副作用の症状がつらい時期は仕事を休めるようにするなど，副作用に合わせたスケジュールを組むこともできます．どのような副作用は避けたいのか，仕事や生活に支障が出るのはどんなことかなど，医師や薬剤師とよく話して治療を決められるとよいでしょう．

▶支持療法（副作用対策）

　副作用を予防したり，副作用が軽く済むようにしたりする手段（支持療法）もあります．治療が始まるときに，副作用が出たときに使う薬をあらかじめ出してもらったり，副作用が出たときの対処法を教わったりすることもできる病院もあります．主治医や看護師，薬剤師とよく相談してみてください．具合が悪くなったときの連絡先や，病院に連絡したほうがよい症状については，治療を開始するときに必ず聞いておきましょう．また，職場で具合が悪くなったり，急に仕事を休まなければいけなくなったりすることもあるでしょう．そんなときのために，職場の上司や周りの信頼できる人には，病気のこと，治療を受けていることなどをお伝えすることをおすすめします．とはいえ，なかなか「がん」と言い

出すのが難しいと感じる人もいるかもしれません.「がん」と言い出しやすい世の中の雰囲気づくりが, 今後さらに求められます.

（土屋雅美）

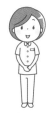

看護師の立場から

▶高額療養費制度と限度額適用認定証について

　40歳台の現役世代は, 妻と子どもたちを扶養し, 子どもの教育費や生活費など家計の支出が多い時期だと思います. 抗がん薬治療も高額になります.

　保険診療によるがんの医療費は, 入院, 通院に限らず, 健康保険の高額療養費制度が適用となります. これは医療費が自己負担限度額を超えた場合に, 超えた分が健康保険から払い戻される制度です. しかし, 払い戻しがあるとはいえ, 一時的に大きな出費になります. そのため, 高額になることがわかっている治療では, 限度額適用認定証を申請するよう伝えています. 申請は, 加入先の健康保険の窓口に申請書を提出して依頼します. 限度額適用認定証を健康保険証と併せて医療機関の窓口に提示すると, 1か月の支払いが自己負担限度額までとなります. この場合, 高額療養費制度の申請が原則不要となります.

▶外来治療の場合

　点滴と内服抗がん薬の組み合わせ治療の場合, 点滴抗がん薬の支払いは, 病院の会計窓口で自己負担限度額分を支払います. 内服薬は, 処方箋をもって外部の調剤薬局で薬を出してもらいます. すでに自己負担限度額分まで支払っているため, 薬局への支払いは0円になるのが限度額適用認定証の考え方です. しかし, 調剤薬局では,「今月, 自己負担限度額分まで支払っている人だ」ということがわからないため, 薬局でも支払いが発生します. この場合には, 合算し高額療養費制度の申請を行うことで, お金を払い戻すことができます.

▶家族の医療費がかかったとき（世帯合算）

　抗がん薬治療を受けているなか, 扶養している家族が病気やケガで医療機関を受診した際に, 一つの機関で1月21,000円以上の支払いが発

生している場合は，合算し高額療養費制度を申請できます．必ず領収書を取っておき，後で合算できるものがないか見直してみましょう．

▶多数該当

受診した月から以前1年間に，同一世帯で3回以上の高額療養費の支給を受けた場合は，4回目から「多数該当」となり，自己負担限度額が軽減されます．

▶傷病・休職手当金

会社を休職するとなると，心配になるのは今後の生活のことだと思います．休職することで会社からの給料が減ってしまうと，これまでのように生活するのがどうしても困難になってしまいます．傷病・休職手当金は，労働者とその家族の生活を保証するために給付される手当金です．会社で加入している健康保険より支払われます．

手当金が支払われる要件は社会保険に加入していること，連続3日以上・合計4日以上働けないこと，休職中に会社から給料が支払われていないことです．要件を満たしていても，有給休暇が使えるケースや，会社独自の休職給がある場合があります．一度，会社と相談してどうするかを決めましょう．

傷病・休職手当金で支払われる金額は給料の約3分の2となります．傷病・休職手当金は支給が開始された日から原則1年6か月までとなっています．給付を受けている途中で1か月復職して支給を止め，その後また同様の理由で休職した場合は，復職した1か月の期間もこの1年6か月に含まれてしまうので，注意が必要です．

また，1年6か月が過ぎた場合，依然として体調によって働くことができない状態だった際の措置は，加入している健康保険によって対応が異なります．一般的には支給の延長はありませんが，なかには延長してもらえる制度がある健康保険もあるので，会社の担当部署や健康保険組合に問い合わせてみましょう．

あわせて，「Ⅰ-1-1）がんになったらどのくらいお金がかかるの？」(pp.21～33)，「Ⅰ-1-3)-③傷病手当金，障害年金をうまく使おう」(pp.53～59)もご参照ください．

（櫻場晴美）

② 知っておくべきがん治療にまつわる医療サービス

1）どこに相談したらよい？

　がん治療では，適切な治療や，早期に社会復帰ができるように患者さんに合わせたチーム医療が行われます．そのなかで主治医や看護師，薬剤師など多くの職種に出会うことになるでしょう（図1）．そのときどきに生じた疑問や不安は身近な医療者に相談しましょう．

　また，**「がん相談支援センター」**を活用することも一つです（pp. 66～82参照）．

　がん相談支援センターでは，専門知識や情報を活用して相談者と一緒に考え，支援しています．**相談員は，国立がん情報センターの研修を受けた看護師・医療ソーシャルワーカー（medical social worker；MSW）などです．その病院に通院されていなくてもどなたでも相談できます．**

図1 **がん治療におけるチーム医療**

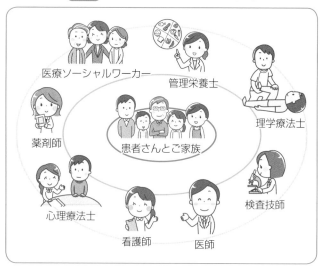

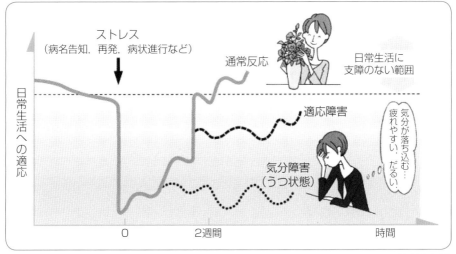

図2 ストレスへの心の反応

ストレス
（病名告知，再発，病状進行など）

通常反応

日常生活に
支障のない範囲

適応障害

気分が落ち込む…
疲れやすい．だるい！

気分障害
（うつ状態）

日常生活への適応

0　　　2週間　　　時間

（文献5より）

　がんは，心身両面に大きなストレスをもたらします．その代表的なものが不安と落ち込みです（図2）．ある程度は通常の反応ですが，ひどく落ち込んで何も手につかず，日常生活に支障が続くようであれば，担当医より精神科医，公認心理師への紹介が有用です．

　がんの治療では，多くの場合，入院や定期的な通院，自宅療養が必要となるため，仕事や家事，社会生活に影響が及びます．患者さんが治療を円滑に受けられるようにするためには，これからの生活や仕事，金銭面についても考えていかないとなりません．同時に，利用できるサポートやサービスの情報収集も必要です．

　お金の負担をできるだけ軽くするために，国や自治体はさまざまな公的サポートを整えています．

　がん相談支援センターでは，制度の紹介，申請先についても情報提供を行います．申請は患者さん自身で行うものがほとんどであり，申請方法などを具体的に説明をしてくれます．

Ⅰ　利用できる可能性のある制度

　国立がん研究センター　がん対策情報センターが発行しているがんの

表1 制度や保険を活用するポイント

(1)主な問い合わせ先を確認しましょう.
　まずは,「がん相談支援センター」に相談しましょう. その他には, 各医療機関の相談窓口, ソーシャルワーカー, 各自治体の相談窓口に尋ねてみることもできます.

(2)医療や介護・療養での支払いの領収書は捨てずに保管しましょう. 医療費控除など, さまざまな手続きの際に必要となります.

(3)各制度の対象となる基準には, ご本人のみならずご家族(世帯)の所得や状況が関連するものもあるので, 家族全体の状況から活用できる制度がないか調べてみましょう.

(4)新しく治療を始めるときや退院・療養場所を変えるときなど, ご本人の状況が変わったときに, 活用できる制度について見直してみましょう.

(5)生命保険, 医療保険, がん保険などに入っている場合には, 契約内容を確認しましょう.

(文献4より)

冊子では, 制度や保険を活用するポイントが提案されています(表1).

　また, 利用できる可能性のある制度(図3)があれば, 制度の対応窓口に確認してみましょう. 患者さんご自身がどのような制度が使えるかなどを知りたい場合は, がん相談支援センターにご相談ください.

　医療従事者も, 患者さんに医療費や生活費などに不便はないかを確認することが大切です.

 医療費の負担を減らす制度

1. 高額療養費制度(問い合わせ先:加入している健康保険の窓口)

　医療機関や薬局の窓口で支払った医療費(食事代や差額ベッド料などを除く)が, 1か月間で自己負担限度額を超えた場合に, 超えた金額を払い戻す制度です. 自己負担限度額の算定方法は, 年齢や所得に応じて異なります.

2. 限度額適用認定証(問い合わせ先:加入している健康保険の窓口)

　限度額適用認定証の交付を受け, 医療機関に提示することで, 病院や薬局での負担が自己負担限度額までですみます.

図3 利用可能な制度や対応窓口の例

	相談内容	利用できる制度	対応窓口
どこに相談してよいかわからない	病気のこと、治療のこと、療養のこと、制度のこと、お金のことなど何でも。	利用できる制度などを一緒に考え、ご紹介します。	「がん相談支援センター」
ご家族のこと	ご本人を介護するために休職したい	介護休業・介護休暇	勤務先の人事・労務担当部署
		介護休業給付金	勤務先所在地管轄のハローワーク
	介護が必要となる可能性がある	介護保険制度（訪問介護、訪問看護、通所介護、福祉用具など）	市区町村の介護保険担当窓口、地域包括支援センター
ご本人のこと	休職を検討したい	傷病手当金	会社担当者、協会けんぽ、健康保険組合など
	がんの治療で障害（例：人工肛門など）が残る可能性がある	障害年金	年金事務所、年金相談センター、市区町村の国民年金担当窓口
		身体障害者手帳	市区町村の障害福祉担当窓口
	医療費の負担を軽くしたい	高額療養費制度	加入している公的医療保険（健康保険組合・協会けんぽ・国民健康保険・後期高齢者医療制度）の担当窓口
お金のこと	税金の還付を受けたい	医療費控除	住所地管轄の税務署
	生活が苦しい・生活にかかる経済的支援を受けたい	生活保護制度	住所地管轄の福祉事務所
		生活福祉資金貸付制度	市区町村の社会福祉協議会

（文献4より）

1）70歳未満の方

事前に加入する健康保険組合などに限度額適用認定証の交付申請してください.

2）70歳以上の方

一般の方は事前の手続きは必要ありません.「高齢者受給者証」「後期高齢者医療被保

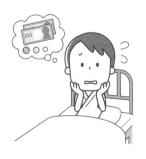

険者証」提示をしてください．

　住民税非課税世帯の方，現役並みⅠ・Ⅱ（年収約370万〜約1,160万円）の方は加入する健康保険窓口などに限度額適用認定証の交付申請をしてください．

3．高額医療・高額介護合算療養費制度（問い合わせ先：市区町村の担当課・加入している健康保険の窓口）

　世帯の1年間の医療費と介護費が高額になった場合，所得区分に応じた限度額を超えた場合，申請により超えた金額を戻す制度です[6]．

 # 生活を支援する制度

1．医療費控除（問い合わせ先：お住まい地域（所轄）の税務署）

　患者さん本人，またはご家族が1年間に支払った医療費などが一定の金額を超えた場合，所得から一定額の控除をすることで所得税を軽減する制度です．医療費などの領収書が必要になります．

2．傷病手当金（問い合わせ先：加入している健康保険の窓口）

　会社員や公務員などの方で病気などのために働くことができず，会社（事業主）から給料を受けられない場合に1日につき標準報酬日額の3分の2相当が最長1年6か月支給されます．担当医の証明と事業主（会社）の証明が必要です[6]．

3．障害年金（障害基礎年金・障害厚生年金・障害共済年金）

（表2）

　病気などで重度な障害が残った方に，年金を早くから支給する制度です．人工肛門造設術や喉頭摘出術を受けた方のほか，日常生活や仕事に著しい制限のある方が受給できることがあります[6]．

4．障害手当金（厚生年金）・障害一時金（共済年金）（問い合わせ先：加入している年金窓口）

　障害手当金は厚生年金，障害一時金は共済年金の加入者が対象です．どちらも3級より障害が軽い場合に，一度だけ支給されるものです．

表2 問い合わせ先

種別	障害基礎年金 （1級・2級）	障害厚生年金 （1～3級）	障害共済年金 （1～3級）
問い合わせ先	市区町村の年金窓口	年金事務所	職場の共済組合事務所

5．身体障害者手帳（問い合わせ先：各市区町村の障害福祉担当窓口）

　身体障害者手帳をもつことによりさまざまな福祉サービスが受けられます．手帳は障害の種類によって1～6級に区分され，等級によって受けられる福祉サービスの内容が異なります[6]．

Ⅳ 生活が困窮したときの制度

1．生活福祉資金貸付制度（問い合わせ先：各市区町村の社会福祉協議会）

　必要な資金を他から借りることが困難な世帯（低所得者世帯），身体障害者手帳・療育手帳・精神障害者保健福祉手帳の交付を受けた者等の属する世帯（障害者世帯），65歳以上の高齢者の属する世帯（高齢者世帯）を対象とした貸付制度です．総合支援資金，福祉資金，教育支援資金，不動産担保型生活資金があります．

2．一部負担金の減免制度（国民健康保険加入者のみ）（問い合わせ先：各市区町村の国民健康保険窓口）

　災害や失業などにより一時的に生活が困難になり，医療費がどうしても支払えない場合，申請により一部負担金（自己負担）が減額または猶予，免除になる制度があります．市区町村により申請の条件や手続き，一部負担金の減額の割合などが違います[6]．

3．生活保護（問い合わせ先：各市区町村の生活保護の相談窓口，各福祉事務所，民生委員）

　病気や身体の障害，失業などさまざまな要因により医療費が払えない，生活ができないといった困窮の程度に応じて必要な保護を国が行います．

保護の内容により扶助が違います。扶助には，生活扶助，教育扶助，住宅扶助，医療扶助，介護扶助，出産扶助，生業扶助，葬祭扶助の8つがあり，要保護者の必要に応じて単給または併給として行われます。保護は原則として申請によって行われます。本人や扶養義務者，同居の親族などが申請することもできます[6]。

療養生活を支える制度

1. 介護保険(問い合わせ先：市区町村の介護保険担当課，お住まいの地域の地域包括支援センター)

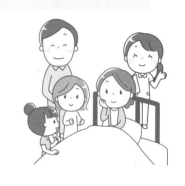

在宅療養を行っていると，人の助けや補助用具(ベッドや車いす)などが必要になることがあります。そのようなときの支援の一つに，介護保険制度があります。介護認定を受けられた方は，介護度に応じて訪問サービス，通所サービス，施設入所サービス，福祉用具の貸与などの介護サービスを，利用負担割合に応じた自己負担で受けることができます。

介護保険の対象となるのは，①65歳以上の人，②40〜64歳の人で，医師に「がんが原因で介護が必要になった」と診断された場合です。

地域包括支援センターは高齢者福祉の相談窓口です。高齢者を対象とした相談業務をはじめ，介護に関する支援，医療や生活に関係した機関との調整などを行っています[6]。

利用できる制度の詳しい内容については，下記をご覧ください。

高額療養費制度，限度額適用認定証：pp. 21〜33，傷病手当金，障害年金：pp. 53〜59，介護保険：pp. 60〜65

(星　真紀子)

🔍 文　献

1) 国立研究開発法人 国立がん研究センターがん対策情報センター：がん専門相談員のための学習の手引き〜実践に役立つエッセンス〜　第2版．2014.

2) 国立研究開発法人 国立がん研究センターがん対策情報センター：がん専門相談員のための学習の手引き〜実践に役立つエッセンス〜 第3版. 2020.

3) 国立研究開発法人 国立がん研究センターがん対策情報センター：がんの冊子 社会とがんシリーズ がん相談支援センターにご相談ください. 2017.

4) 国立研究開発法人 国立がん研究センターがん対策情報センター：がんの冊子 がんと療養シリーズ 家族ががんになったとき. 2017.

5) 国立研究開発法人 国立がん研究センターがん対策情報センター：がんの冊子 がんと療養シリーズ がんと心. 2007.

6) 宮城県がん診療連携協議会 患者相談部会：患者必携 地域の療養情報 みやぎがんサポートハンドブック. 2019.

②知っておくべきがん治療にまつわる医療サービス

2）緩和ケアになった際の療養先について

「人生会議」という言葉を耳にしたことがありますか．

「人生会議」とは「もしものときのためにあなたが望む医療やケアについて前もって考え，家族等や医療・ケアチームと繰り返し話し合い共有する取り組み」のことです[1)2)]．

厚生労働省が2017年に実施した「人生の最終段階における医療に関する意識調査」では，人生の最終段階における医療・療養について考えた経験がある人は多いものの，「もしも」のとき，すなわち死期が迫ったときに受けたい医療や受けたくない医療について，多くの方がご家族や医療者と詳細に話し合ってはいないという結果（図1）でした[1)]．この「もしも」のときに受けたい医療には，疾患・症状に対する治療だけではなく，療養場所の選択も含まれます．

療養場所の選択は「どこで」「だれと」「どのように」過ごす時間を大切にしたいかという患者さんご自身の意向と，療養生活をサポートするご家族を含む患者さんご自身にとっての重要な方々の考えやサポート体制を鑑み，がんなどによって生じた症状をコントロールしながら生活の拠点をどこに置くのかということを検討していくことが望ましいと思われます．

I　療養場所の種類

療養場所は大別して，自宅，病院，福祉施設などが挙げられます．

自宅療養は，訪問診療や訪問看護，介護サービスなどを活用しながら，患者さんご自身が住み慣れた住まいで生活する方法です．大切なご家族のそばで過ごせる，自分のリズムで生活できるなどのメリットがあります．一方で，点滴や痰の吸引など，日常で必要な医療にかかわる手技をご家族が行わなければならない，急激な体調の悪化などに医療者が早急

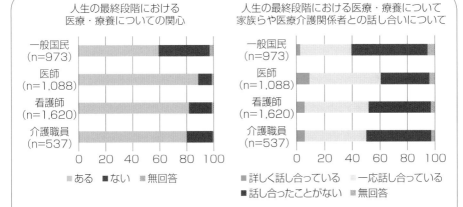

人生の最終段階における医療・療養についての意識調査

人生の最終段階における
医療・療養についての関心

一般国民
(n=973)

医師
(n=1,088)

看護師
(n=1,620)

介護職員
(n=537)

0 20 40 60 80 100

■ある ■ない ■無回答

人生の最終段階における医療・療養について
家族らや医療介護関係者との話し合いについて

一般国民
(n=973)

医師
(n=1,088)

看護師
(n=1,620)

介護職員
(n=537)

0 20 40 60 80 100

■詳しく話し合っている □一応話し合っている
■話し合ったことがない ■無回答

人生の最終段階における医療・療養についての関心は高いが,
本人の考えについて家族や医療者はあまりよくわかっていないかもしれない可能性…

（文献1より作成）

に対応できないといったデメリットも考えられます.

　入院療養は，一般病棟や緩和ケア病棟などの病院で過ごす方法で，医療者が症状に対応します．しかし，昨今の新型コロナウイルス感染症の流行によって，ご家族などの面会が非常に厳しく制限されているところもあるため，会いたい人に会えないなどのデメリットがあります.

　福祉施設は，介護保険を利用しており要介護状態の方であれば入所が可能です．福祉施設には，介護老人保健施設，介護老人福祉施設(特別養護老人ホーム)があります．有料老人ホーム(介護付・住宅型・健康型)は介護認定がない場合でも入居可能です．いずれの施設においても，がんの終末期で医療用麻薬の使用や点滴，複雑な処置が生じる場合には入所ができない施設もあります.

Ⅱ 療養のしかた

　通院が可能な体調であるうちは，多くはがん治療を受けていた病院，または近隣で体調管理を行ってくれる病院などに通院し，痛みなどの症状のコントロールを行います．しかし，通院が大変な場合は，訪問診療を受け自宅で症状を和らげながら過ごすことができます.

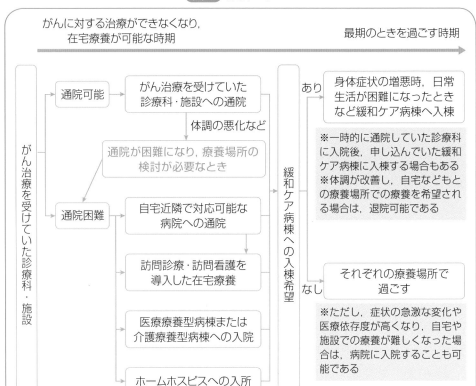

図2 療養のしかた

がんに対する治療ができなくなり，在宅療養が可能な時期 ——→ 最期のときを過ごす時期

がん治療を受けていた診療科・施設

- 通院可能 → がん治療を受けていた診療科・施設への通院
  - 体調の悪化など
  - 通院が困難になり，療養場所の検討が必要なとき
- 通院困難
  - 自宅近隣で対応可能な病院への通院
  - 訪問診療・訪問看護を導入した在宅療養
  - 医療療養型病棟または介護療養型病棟への入院
  - ホームホスピスへの入所

緩和ケア病棟への入棟希望

- あり → 身体症状の増悪時，日常生活が困難になったときなど緩和ケア病棟へ入棟
  - ※一時的に通院していた診療科に入院後，申し込んでいた緩和ケア病棟に入棟する場合もある
  - ※体調が改善し，自宅などもとの療養場所での療養を希望される場合は，退院可能である
- なし → それぞれの療養場所で過ごす
  - ※ただし，症状の急激な変化や医療依存度が高くなり，自宅や施設での療養が難しくなった場合は，病院に入院することも可能である

症状がきつくなったり，食事や排泄など，患者さんご自身の生活がままならなくなった場合，そのままご自宅などで過ごすこともできますし，入院し療養することもできます（図2）.

Ⅲ 療養先についての話し合い

1．療養先の話し合いはいつすればいいの？

病状の進行で治療が変更になったとき，がんの完治は難しいと伝えられたとき，体調が悪化し日常生活を送るのが難しく感じてきたときや，ご親戚や知人，著名人の病気や死に触れたときが，療養先など今後のことを考えるきっかけになるでしょう.

がん治療中や，病状や自覚症状が落ち着いているときには，状況がよ

くなることを期待し「もしも」を話題にすることは，患者さんご自身もご家族も難しいかもしれません．しかし，このような重要な話題は，情報収集やお互いの考えを話し合うなど，気力や体力が必要になりますので，病状が落ちついているとき，体調がよいときを選ぶのがよいでしょう．

　また，からだの症状や日常生活への支障の程度によって，療養場所の意向や選択が変わるのは当然です．一度の話し合いではなく，折に触れて，お互いの考えを伝え合っていくことが望ましいです．

2．だれと療養先について話せばいいの？

　患者さんご自身とご家族，そして医療者です．お一人暮らしの方は，友人や，介護保険制度を利用している方であればケアマネジャーなど，患者さんの生活をともに考え，支えてくれる人と話し合いましょう．

3．どのようなことを話し合ったらいいの？

　「どこで」「だれと」「どのように過ごしたいか」という希望は，「最期は住み慣れた家で，庭がみえるところで亡くなりたい」と望む方もいれば，「家族の負担にはなりたくないので，自分でトイレへ行くことができなくなったら入院を希望したい」「一人で暮らしているから，動けなくなるその前に身辺整理をし，安心して療養できる環境にうつりたい」など人それぞれの考え方によって異なります．一方で，ご家族もまた各々の家庭や社会の役割などの事情からの考えや意向をもっていると思われます．ご本人・ご家族ともに，これから起こる可能性のあるさまざまな場面をイメージしながら，そのときどきの状態での療養場所の意向や，介護サービスなどの社会資源のほかに，協力してもらえる人はいるのか，どのようなサポートが可能かなどを考えながら話し合ってみてはいかがでしょう．

　療養場所の選択は「どこで最期を迎えるのか」というご家族とご本人との別れにかかわる話でもあるため,「本人をがっかりさせるのではないか」「本人をどうやって支えよう」と危惧し,その話題を避けようとするかもしれません.しかし,お互いの考えや意向を知るということは,相手の希望や願いを最期まで支えることにもなります.

　医療者も「患者さんにとっての最善」をご家族とともに考え,ご本人・ご家族の希望がかなえられる方法を検討していきます.ご家族の意向や心配ごとも医療者にご相談ください.

4. 情報を集めよう！

　療養場所が変わることで主治医も変わります.「新しい先生や病院は私のことをわかってくれるのだろうか」「これまでと同じような医療は受けられるのだろうか」「家にいることがつらいくらいの症状が出たらどうしたらよいのだろう」「自宅で療養するには入院よりもお金がかかるのではないだろうか」とさまざまな不安を抱くことがあるかもしれません.

　緩和ケア病棟ではどのようなケアが受けられ,どのように過ごせるのか,自宅で過ごす場合では,訪問診療や訪問看護の頻度,徐々に動けなくなってきたときの生活環境の調整や緊急時の対応にはどのような方法があるのかなど,気がかりを医療者へお伝えください.病院と地域をつなぐ役割の医療従事者が,患者さんのお住まいの地域で活用できる資源をもとに,これからの療養生活がイメージしやすいよう情報をお伝えします.

 ## 療養先の希望を医療者に伝えよう！

　「もしも治療の効果がなくなったら地元に帰りたい」「最期は自分の布団の上で死にたい」「家族の負担にはなりたくない」など,治療中でも患者さんご自身のこれからについて思い悩むときは看護師に教えてくださ

い，一緒に考えを整理しながら，患者さんご自身が大切にしたいことを
サポートしていきます．

　また，療養先の希望を主治医などに伝えるときは，ご家族や患者さん
ご自身を支えてくれる方とこれまでに話し合った内容を伝えましょう．

（例）本人：最後まで自宅で過ごしたい．

　　　本人：自分でトイレへ行けるうちは自宅で過ごしたいが，難しく
　　　　　　なったら家族の負担になりたくないので入院療養したい．

　　　家族：なるべく本人の希望をかなえたいが，もしも自分（家族）の
　　　　　　体調が悪いときは一時的に病院に入院させてほしい…など

　医療者は，患者さんとご家族の希望を支えたいと思っています．どん
な体調のときにはどこで過ごしたいと考えているのか，その理由などを
具体的に伝え，患者さんご自身とご家族の意向を知ってもらいましょう．

（佐々木理衣）

🔍 文　献

1) 厚生労働省：「人生会議」してみませんか．〔https://www.mhlw.go.jp/stf/
newpage_02783.html〕
2) 人生会議とは？　ゼロからはじめる人生会議．〔https://www.med.kobe-u.
ac.jp/jinsei/index.html〕
3) 西川満則ほか編：本人の意思を尊重する意思決定支援　事例で学ぶアドバン
ス・ケア・プランニング．第1版．南山堂，2016．
4) 一般社団法人 日本がん看護学会監修：がん患者へのシームレスな療養支援．第
1版．医学書院，2015．

②知っておくべきがん治療にまつわる医療サービス

3）在宅療養について
　（医療保険と介護保険の違い）

Ⅰ　在宅療養とは

　医師が自宅に来てくれる訪問診療や，訪問看護などのサービスは代表的なものであり，これらのサービスを利用して医療機関と連携をはかることで，自宅に居ながら夜間や緊急時を含め24時間365日サポートを受けることができます．

Ⅱ　訪問診療と往診

　通院が困難な方，できるだけ長く自宅に居たいと考えている方，最期まで自宅で過ごしたいと考えている方が利用の対象となります．
　定期的に医師が自宅へ訪問し診察することを「訪問診療」といいます．自宅以外にも老人ホームや高齢者住宅にも訪問が可能です．訪問診療は医師が定期的に訪問する回数を決めますが，体調が落ち着いている方であれば一般的に2週間に1回(隔週)で訪問することが多いようです．
　夜間や緊急時など，からだの具合が悪くなったり，症状が急変した際に求めに応じて訪問し，診療を行うことを「往診」といいます．
　在宅医療は，「訪問診療」と「往診」を組み合わせながら，24時間365日，自宅での療養生活を支えています．

Ⅲ　訪問診療にかかる料金

　訪問診療・往診は医療保険を利用します．そのため，医療費は75歳以上では1割*，70〜74歳は2割*，70歳未満は3割の自己負担でサービスを受けることになります(*現役並み所得者は3割)．在宅医療を実施したときに請求される医療費は大きく①往診・訪問診療料など，②在宅時医学総合管理料と各種指導管理料，③検査/注射/投薬/処置料など，

表1 訪問診療にかかる費用の目安：70歳以上の場合（2021年4月現在）

宮城県立がんセンターで連携している施設の平均・目安です．訪問診療を受けもつ施設によって費用は異なります．

※1割負担で月2回の訪問診療の場合．採血検査などは別途料金がかかります．

自己負担割合	月額診療費の目安	自己負担限度額（月額）
1割負担（限度額適用認定証なし）	7,000〜10,000円	18,000円
1割負担（限度額適用認定証区分ⅠⅡ）	7,000〜8,000円	8,000円
2割負担	14,000〜18,000円	18,000円
3割負担（現役並み所得Ⅰ）	20,000〜30,000円	80,100円＋（総医療費−267,000円）×1％
3割負担（現役並み所得Ⅱ）	20,000〜30,000円	167,400円＋（総医療費−558,000円）×1％
3割負担（現役並み所得Ⅲ）	20,000〜30,000円	252,600円＋（総医療費−842,000円）×1％

表2 訪問診療にかかる費用の目安：70歳未満の場合（2021年4月現在）

宮城県立がんセンターで連携している施設の平均・目安です．訪問診療を受けもつ施設によって費用は異なります．

※3割負担で月2回の訪問診療の場合．採血検査などは別途料金がかかります．

限度額適用認定証区分	月額診療費の目安	自己負担限度額（月額）
ア	20,000〜30,000円	252,600円＋（総医療費−842,000円）×1％
イ	20,000〜30,000円	167,400円＋（総医療費−558,000円）×1％
ウ	20,000〜30,000円	80,100円＋（総医療費−267,000円）×1％
エ	20,000〜30,000円	57,600円
オ	20,000〜30,000円	35,400円

④情報提供書/指示書料，⑤緩和ケアに関する費用に分けられます[1]．

一般的には通院・外来治療よりは高額となりますが，入院治療よりは費用は抑えられるといわれています．月2回の訪問診療の場合，1〜2割負担の方で7,000〜18,000円程度，3割負担の方で20,000〜30,000円程度料金がかかります（表1，2）．採血などの検査費，在宅酸素療法や点滴をしているときなどは管理費が別途加算されます．また，全身状態の低下により加算や診療費が加わります．高額にならないよう限度額適用認定証（pp.21〜33）も利用できます．詳しくは各訪問診療医におたずねください．

 ## 訪問看護

看護師が訪問して，医療・介護の両方から日常生活をサポートします．

病状の観察，薬の管理，入浴や食事の介助，排泄（はいせつ）介助など幅広く対応してくれます．

ご家族が在宅でケアしていくことに不安になったときにも相談に乗ってくれます．

また，希望される場合は看取りまでサポートしてくれます．

訪問看護は通院・外来治療を受けながら利用することも可能です．次の外来までの間，体調に不安がある，薬の管理に不安がある，このような場合には訪問看護の利用について医師に相談してみるとよいでしょう．

訪問看護は，医師の指示のもとで看護師が訪問します．利用する方の体調に変化がみられるときには主治医と相談・報告し連携をはかることができます．

 ## 訪問看護の医療保険と介護保険の使い分け

医療保険と介護保険のどちらかを使って訪問看護を利用します．

基本的には介護保険の認定を受けている方は介護保険が優先されます．

介護保険の認定を受けていない方は医療保険となります．

しかし，介護保険を認定されていても，訪問する理由の病名（訪問看護指示書の診断名）が，厚生労働大臣が定める疾病等（表3）であれば，医療保険で訪問看護を受けることになります．

そのため，介護保険の認定を受けていても「がんの終末期」と訪問看護

表3 厚生労働大臣が定める疾病等

- 末期の悪性腫瘍
- 多発性硬化症
- 重症筋無力症
- スモン
- 筋萎縮性側索硬化症
- 脊髄小脳変性症
- ハンチントン病
- 進行性筋ジストロフィー症
- パーキンソン病関連疾患
- 多系統萎縮症
- プリオン病
- 亜急性硬化性全脳炎
- ライソゾーム病
- 副腎白質ジストロフィー
- 脊髄性筋萎縮症
- 球脊髄性筋萎縮症
- 慢性炎症性脱髄性多発神経炎
- 後天性免疫不全症候群
- 頸髄損傷
- 人工呼吸器を使用している状態

表4 訪問看護：介護保険（2021年4月現在）

20分未満	要介護313単位（要支援302単位）
30分未満	要介護470単位（要支援450単位）
30分〜1時間未満	要介護821単位（要支援792単位）
1時間〜1時間半未満	要介護1,125単位（要支援1,087単位）
緊急時訪問加算 （連絡・相談・訪問に対応）	574単位/月

など，そのほかにも加算あり．

（文献3より）

指示書に診断名が記載されていれば，医療保険を使用することになります．

　保険は使い分けられますが，訪問看護で受けられるサービスの内容に変わりはありません．

Ⅵ 訪問看護にかかる料金

1．介護保険の場合

　介護保険を利用する場合は，利用回数などは医師とケアマネジャーと相談します．

　ケアマネジャーが作成したプランに基づいて訪問看護師が自宅に訪問する仕組みです．

　訪問看護の依頼内容によって，1回の訪問にかかる時間・単位が変わってきます（表4）．

表5	訪問看護：医療保険（10割負担の場合）（2021年4月現在）

訪問看護基本療養費	週3日まで 5,550円/日 週4日目以降 6,550円/日
訪問看護管理療養費	月の初日 7,440円/日 2回目以降 3,000円/日
24時間対応体制加算（電話での対応，緊急時の訪問可）	6,400円/月
特別管理加算（気管カニューレや人工肛門など）	2,500円または5,000円/月

（文献4より）

　例えば，自己負担割合1割の要介護の方で，週1回，薬のセッティングと体調チェックで30分未満の訪問を受け，体調に不安があるので緊急の対応もお願いしている場合は，

　月4回の訪問470単位×4回＋緊急時訪問加算574単位＝2,454単位
となります．市区町村によって多少異なりますが，おおむね1単位10円と計算します．この場合，約24,540円で，自己負担1割の計算により約2,454円が負担金額になります．

2．医療保険の場合

　医師と相談し訪問回数を決めます．料金表は表5を参照してください．
　基本料金として訪問看護基本療養費と訪問看護管理療養費がかかります．
　例えば，週1回の体調チェックや薬の管理で利用し，緊急時の対応をお願いしている場合，

　基本療養費5,550円×4回＋管理療養費（初回7,440円＋3,000円×3回）＋24時間対応体制加算6,400円＝45,040円
となります．医療保険1割負担では，この場合4,504円となります．3割負担では，13,512円となります．

　訪問回数が多く高額になる場合は，限度額適用認定証を利用できます．

Ⅶ 介護保険

　在宅で病気療養する場合には，病院のように常に医療者がそばにいて介護面までカバーしてくれるわけではありません．そのため病状の変化により介護負担が増えていくことが予測されます．

　介護負担が大きくなってきた場合，必要に応じた介護保険による介護サービスを利用できます．それによって介護者の負担を減らし，患者さんご本人も快適に在宅での療養を継続することが可能になります．

　40歳以上であれば65歳未満の方でも，末期がんや関節リウマチなど加齢に起因する特定疾病によって要介護・要支援の状態になっていれば，介護認定を受けることができます．詳細については「Ⅰ-1-3)-④介護保険とは何でしょうか？」(pp.60〜65)を参照してください．

（櫻場晴美）

🔍 文　献

1) 東京都医師会：4章　在宅医療における診療報酬．かかりつけ医機能ハンドブック別冊「これからの在宅医療に対する新たなアプローチ」．p. 130，2011.
2) 日本訪問診療機構．〔http://jvmm.jp/〕
3) 厚生労働省：令和3年度介護報酬改定における改定事項について．〔https://www.mhlw.go.jp/content/12404000/000768899.pdf〕
4) 厚生労働省：訪問看護療養費に係る指定訪問看護の費用の額の算定方法の一部を改正する件．〔https://www.mhlw.go.jp/content/12400000/000602948.pdf〕

②知っておくべきがん治療にまつわる医療サービス

4）自宅で療養生活を送るには

I　療養生活までの流れ

医師・退院調整支援担当者との相談

　医師は病状や今後の方針の説明を行い，さまざまな選択肢のなかから，患者さん本人・ご家族の希望を聞き，希望にそうように調整を開始します．

　調整を行う役割として，医師の他に病院には地域医療連携室にいる医療ソーシャルワーカー（medical social worker；MSW）や退院調整看護師という退院調整支援担当者がかかわります．在宅療養を希望した場合，自宅でどのように過ごしたいか，不安なことはないか患者さん本人やご家族と面談しながら確認し，在宅で利用するサービスについて相談していきます．

II　在宅療養を支えるサービスの調整

　退院調整支援担当者の面談では，医療面と生活面に分けて相談していきます．

1．医療面（図1）

　自宅で安心して過ごすために医療資源が必要かどうか相談します．病状の進行，痛みなどの症状コントロールや薬剤管理など，自宅での療養管理に不安がある場合には，訪問診療や訪問看護のサービスを検討します．

在宅医療サービスへの連携

　訪問診療や訪問看護を利用することが決まったら，退院調整支援担当者が窓口となり，医療サービスを提供する病院や訪問看護ステーションを紹介します．

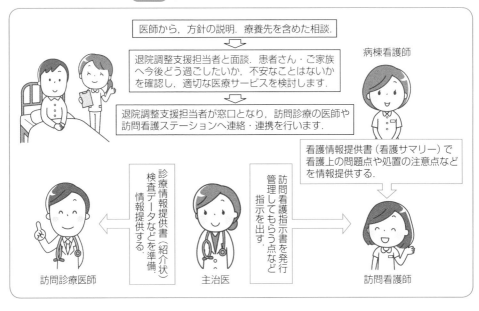

図1 在宅サービス導入の流れ（医療面）

医師から，方針の説明．療養先を含めた相談．

退院調整支援担当者と面談．患者さん・ご家族へ今後どう過ごしたいか，不安なことはないかを確認し，適切な医療サービスを検討します．

病棟看護師

退院調整支援担当者が窓口となり，訪問診療の医師や訪問看護ステーションへ連絡・連携を行います．

看護情報提供書（看護サマリー）で看護上の問題点や処置の注意点などを情報提供する．

診療情報提供書（紹介状）検査データなどを準備，情報提供する．

訪問診療医師

訪問看護指示書を発行管理してもらう点など指示を出す

主治医

訪問看護師

　医師は診療情報提供書（紹介状）や検査データを準備し，訪問診療を行う病院へ情報提供を行い，退院後も切れ目なく医療が受けられるように調整していきます．

　また，医師は，訪問看護の事業所へ訪問看護指示書を発行し，看護師に管理してもらう内容について指示を出します．

　訪問看護師に対しては，病院の看護師からも，看護上で継続する看護ケアや問題点について，看護情報提供書を用いて情報提供し連携します．

　自宅でリハビリテーションを継続していく場合には，訪問看護や訪問リハビリテーションの事業所へ，病院の理学療法士からも情報提供しています．

2．生活面（図2）

　生活面においては「自宅の療養環境がどうなっているか」「必要な福祉用具はそろっているか」「ご家族の介護力はどの程度か」「サポートしてくれるご家族の人数」など療養環境やご家族のことを聞きとり，在宅療養における介護量を予測していきます．

　患者さんが40歳以上のときは，福祉用具のレンタルやヘルパーなど在

図2 在宅サービス導入の流れ（生活面）

退院調整支援担当者と療養環境について相談・調整します.
自宅の環境や介護力を判断するため，退院調整支援担当者
から患者さん・ご家族へ，住環境やサポートする家族の情
報を確認していきます.

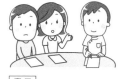

⬇

患者さんが40歳以上であれば，ご家族へ介護保険の申請を
依頼します.

⬇

介護保険を利用するため，ケアマネジャーを選定し，連携していきます.

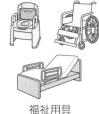

ケアマネジャー

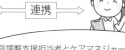
退院調整支援担当者

連携

退院調整支援担当者とケアマネジャーが連携し，患
者さんとご家族が希望する生活を情報共有します.
安全・安心な生活に必要な福祉用具や介護サービス
を退院まで調整・準備していきます.

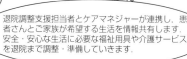

福祉用具

患者さん・ご家族

宅サービスにかかる費用を抑えるため，介護保険の利用をすすめます.
退院後すぐに介護保険を利用できるよう，面談開始時から家族へ介護保
険の申請を依頼します. 40歳未満では，介護保険は利用できませんが，
退院調整支援担当者と地域包括支援センターなどが連携し，費用を抑え
てサービスを受けることができるよう調整していきます.

　介護保険を利用するときには，ケアマネジャーが必要となります. ケ
アマネジャーをだれに依頼したらよいかわからないときには，地域包括
支援センターが紹介も行っていますので，選定を依頼して決めていきま
す. ケアマネジャー決定後，退院調整支援担当者は連携を開始していき
ます.

1）自宅環境の準備

　ご家族，退院調整支援担当者，ケアマネジャーと協働して，希望に
そって自宅環境を調整します.

a）福祉用具

　福祉用具（ベッド，車いす，手すり，ポータブルトイレなど）は，患者

さん本人が安全に生活できるよう，またご家族が介護しやすい環境を整えるために，必要性を判断し，相談のうえで準備をすすめていきます．ケアマネジャーは実際に自宅に伺い，自宅の環境に合った福祉用具を選定します．設置場所についてもご家族とともに相談して決めていきます．

b）在宅サービス

在宅サービス（訪問介護・訪問入浴など）は，ご家族の介護負担を軽減する利点があります．

在宅での療養生活は，住み慣れた家で自由に生活できますが，一方でご家族が中心となって患者さん本人のケアを行うため，ご家族には介護の負担がかかります．すべてご家族が介護していくことは大変なこともあります．できるだけ長く在宅療養をすることを考えている場合には，介護の一部をサービスに依頼することも検討してみましょう．また，一人だけで介護せず，身内の方や知人の方々に協力していただくことを考えておきましょう．複数の介護者がいる場合には，あらかじめ役割分担をしておくことをおすすめします[1]．

在宅サービスを利用する場合にも，福祉用具のレンタルと同様，ケアマネジャーと連携して，患者さん本人とご家族の希望にそって利用できるよう調整していきます．

また，在宅サービスの利用へ抵抗を感じる方もいるかと思います．その場合は，退院後すぐに導入する必要はありません．在宅療養をしていくなかで，患者さん本人の体調で介護量が増えてきたときや，家族の負担が大きくなり始めたときにケアマネジャーに相談し，利用を検討していくことができます．ケアマネジャーには患者さん本人の状況だけではなく，ご家族の不安や負担についても相談できますので，こまめに相談していくようにしましょう．

Ⅲ 家族への療養指導の実施

患者さんの病状によって，退院後も点滴や傷の処置が必要なことがあります．訪問診療の医師や訪問看護師が，訪問時に処置を行います．しかし，病院とは違って訪問する時間は1日のなかで1時間程度であり，

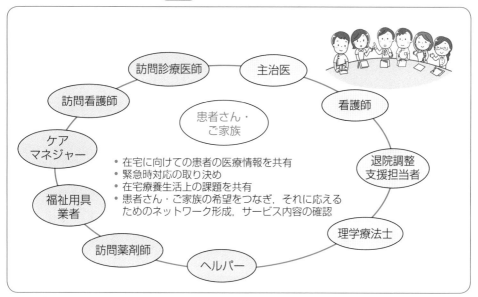

図3 退院前調整会議の開催

- 在宅に向けての患者の医療情報を共有
- 緊急時対応の取り決め
- 在宅療養生活上の課題を共有
- 患者さん・ご家族の希望をつなぎ，それに応える
  ためのネットワーク形成，サービス内容の確認

訪問診療医師　主治医　看護師　退院調整支援担当者　理学療法士　ヘルパー　訪問薬剤師　福祉用具業者　ケアマネジャー　訪問看護師　患者さん・ご家族

退院後に安心安全な療養生活が送れることを目的として，多職種で会議を開催します．

常に医療者がそばにいない状況になります．つまり，在宅療養では医療ケアの一部もご家族にお願いすることになります．そのため，ご家族は医療ケアや介護の方法についてあらかじめ練習をしておく必要があります．

　ご家族が病院に来院できる日に合わせて，病棟看護師から処置やケアの方法について指導を行います．ご家族の不安が少しでも小さくなるよう，一度ではなく数回時間を設けて指導を行うこともあります．また，不安が残る場合には，退院後にも訪問看護師から継続的に指導してもらうことも可能です．

 退院前調整会議の開催

　退院前調整会議では，退院後に安心安全な療養生活が送れることを目的として，病院側が在宅サービスを担当する方々を集めて，話し合いを行います（図3）．

　病院内からは医師，看護師，医療ソーシャルワーカー，理学療法士などのスタッフ，在宅サービス側からは訪問診療の医師，訪問看護師，ケ

アマネジャー，サービス提供事業所などの関係者が参加し，医療情報の共有や緊急時対応の取り決めを行います．在宅療養生活上の課題を共有し，サービス内容の検討をします．また，患者さん本人・ご家族の希望をつないで，それに応えるためのサービス内容の確認，サービス提供者間の連携について話し合います．

この会議には，患者さん本人・ご家族にも参加していただきます．参加していただくことで，サービス担当それぞれの役割を理解することができ，在宅療養のイメージがより明確になります．また，退院前にサービス担当者と顔を合わせておくことは，今後の療養生活への安心感につながります．

退院前調整会議のなかで退院日時も決定されます．退院後，すぐに在宅サービスにバトンタッチできるよう，サービス提供者の訪問開始日時も同時に決定されます．大抵の場合は，退院日同日に在宅サービスが開始されます．

（櫻場晴美）

🔎 文　献

1) 中山祐紀子：在宅療養をはじめる方へのアドバイスブック～在宅療養に入る前の準備とご家族ができるケアについて～．2008.
2) 公益社団法人 全国国民健康保険診療施設協議会：在宅移行の手引き～医療・介護の連携に基づいた退院支援に向けて～．2013.

患者さんごとに使えるサービスは異なります

症例3：緩和ケアを受ける患者さんの場合

症 例 3	60歳台，男性．中咽頭がん　緩和ケア

現 病 歴

X 年 Y 月：中咽頭がんに対して化学放射線療法を施行.

Y＋2年　：遠隔転移（骨転移，肝転移，肺転移）をきたしたため，抗がん薬治療を施行.

Y＋4年　：標準治療は終了し，緩和ケアの方針となる．PS3，臥床時間が長い．経口摂取ができず経口と胃ろうを併用．骨転移による痛みがある.

＜ポイント＞
①本人は在宅療養の希望が強いが不安がある.
②妻は自宅で看ることに不安を覚えている（薬の調整など）.

既 往 歴　なし

家族構成　妻と2人暮らし．近所に子どもが2人住んでいるが，各々家庭があり，サポートは得られない.

職　　業　無職

患者さんが不安なこと

・在宅療養とは？　自宅でも病院と同じように診察してもらえるのか
・妻の精神的な落ち込み
・体調が悪いときは，入院も可能なのか
・金銭面

医師の立場から

　　がんの進行により，今後は積極的ながんの治療は行わず，症状緩和を主とした緩和ケアを行う患者さんです．

　　治療中より，将来，緩和ケアになった際に，どこでどのように療養したいか，できるだけ自宅で過ごしたいのか，病院がよいかなど，患者さんとご家族で話し合う機会があればよいと思います．具体的な内容を話し合う際は，患者さん，ご家族，担当医や看護師をはじめとした医療従事者，退院調整看護師などとの話し合い，情報共有が必要です．加えて，患者さんの希望，ご家族のサポート体制の確認，病状や今後予測されることへの理解，予後（残された時間）をどのように理解しているかも確かめます．療養するには金銭面の問題もあるため，医療ソーシャルワーカー（medical social worker；MSW）などに確認のうえ，介護保険の申請も早めに行っておくことが望ましいです．

　本症例のように，自宅での介護者が限られている場合もみられます．介護者に負担がかかり，共倒れにならないように配慮することが欠かせません．

　在宅療養とは，通院が難しくなったとき，自宅などでも治療を受けることができることを指します（pp. 108〜119も参照ください）．在宅療養は，医師が定期的に診察に伺う「訪問診療」と，からだの具合が悪くなった患者さんの求めに応じて訪問する「往診」とに分かれます．院内で療養中であれば，同じ建物，敷地内に医療従事者がいるため，求めに応じて迅速に対応はできますが，在宅療養の場合は，自宅と離れているため，診察に時間がかかることもあります．また，在宅療養を担当する医療機関によって，対応できる手技が異なることもあるため，在宅療養に移行する際には，医療機関と在宅療養機関との多職種での会議を行うとよりスムーズです．

　在宅療養中に，入院が必要と判断され，患者さんも入院を希望された場合は，あらかじめ相談のうえ，かかりつけの病院に入院をすることも可能です．在宅療養を行う前に，患者さん，ご家族，院内や在宅の医療従事者と具体的な調整をすすめておきます．

（山﨑知子）

　　からだや気持ちのつらさを和らげたり，取り去るための手段を緩和ケアといいます．この方のように，がんに対する積極的な治療(抗がん薬治療や放射線治療など)を終え，からだや気持ちのつらさを取りながら，自宅で過ごす方も数多くいらっしゃいます．この方の場合，口から食事や水分をとるのが難しくなってきており，胃ろうを使うようになってきています．骨にがんが転移しているため，痛み止めなどの薬は必要ですが，薬を飲むのも一大事．こんなとき，どうしたらよいでしょうか？

▶薬のかたち(剤型)の工夫

　　薬は飲み薬だけではないこと，ご存知でしょうか．例えば，痛み止めの薬についても，飲み薬(錠剤，粉薬)，口のなかで溶かす薬(舌下錠，バッカル錠)，貼り薬，注射とさまざまな形があり，からだの状況によって使い分けることができます．例えば，この方のように飲み込みが難しい場合は，貼り薬でも痛みのコントロールをすることができます．また，胃ろうがある場合，飲み薬を溶かして胃ろうから注入することもできます．簡易懸濁法といって，薬を50℃くらいのお湯にしばらく入れておくと崩れてくるため，それを注射器に吸い取って，胃ろうから注入します．薬の種類によっては，胃ろうのチューブが詰まってしまったり，お湯に入れると固まったりしてしまうものもあるため，行うときは薬剤師などに確認してからにしましょう．また，薬を溶かして，口から飲み込むこともできます．薬はからだの中に入ってはじめて効き目をあらわすものです．薬が飲みづらい，薬を飲むのがつらくなってきたようなときは，ぜひ薬剤師に相談してみてください．

▶薬を飲みやすくするための工夫

　　家で過ごすということは，病院とは違って，いつでも医療者がそばにいるわけではありません．病院なら看護師さんが朝昼晩と薬をもってきてくれたけど，家では自分か家族がやらなければならない．からだや気持ちのつらさが増してくるにつれ，使う薬も少しずつ増えてきて…そんなときにも，薬剤師が頼りになります．複数の成分の薬で，まとめられ

るものがあればまとめたり（配合剤といいます），飲むことが負担になっ
ている薬をお休みできないか考えたり，薬の飲み忘れがないような工夫
（服薬カレンダーや一包化，曜日ごとに分かれた薬ケースなど）をご提案
したりすることができます．薬を飲むタイミングについても，生活リズ
ムに合わせて飲み忘れないような時間帯にまとめたり，回数を減らした
りすることもできる場合があります．こんなふうに過ごしたい，薬につ
いてこんなことが心配，不便，どんなときにこの薬を使えばいいの？
など，お気づきのことがあれば，薬剤師はじめ医療者にお伝えください．

（土屋雅美）

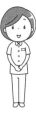

看護師の立場から

　　がんに対する積極的治療が行えなくなったこと，これから
からだや生活がどのように変化していくのかなど，さまざま
な不安を抱える時期です．

　加えて在宅療養は，がんに対する積極的な治療の中心であった病院か
ら日常を過ごす自宅へ切り替わり，医療行為・介護が自宅で行われるよ
うになります．病院のように，医療者が常時在駐しているわけではあり
ませんし，見通しの立ちにくい将来のなかからこれまでに経験したこと
のないことを選択したり，実行していくことには不安があって当然で
す．在宅療養では訪問診療や訪問看護などを活用しながら，患者さんご
自身，そして一番そばにいるご家族が主となり，療養をしていきますの
で，その漠然とした不安な気持ちを少しでも解消させていくことは大切
です．

　本症例の方の場合では，患者さんご本人は不安なこととして，①在宅
医療に移行した際の診療のしくみ，②体調の変化に応じた療養場所の変
更が可能かどうか，③経済的負担，④妻の精神的な落ち込みを挙げてい
ます．①〜③に関しては，在宅療養についての情報を得ることでイメー
ジがつき，医療費などについても助成や介護保険などを検討することが
できます．④妻の精神的な落ち込みは，妻がどのようなことに不安や気
がかりを抱いているのかということを紐解いていく必要があります．

「急に具合が悪くなるのではないか」「何かあったらどうしよう」と患者を一人で看ることの怖さを「痛みが出たときにどの薬を使用したらよいのか」「つらそうなときに何をしてあげたらよいのか」「どうやってからだを支え介助したらよいのか」など，少し具体的にすることで対応方法を知ることができます．ご家族のなかには「患者ではない自分のことを話してもよいのだろうか」「漠然とした不安な気持ちを相談してよいのだろうか」と思う方もいらっしゃいますが，このような不安は抱え込まずに，看護師に伝えてみましょう．看護師は，患者さんが安全に治療を受けられるよう支援するだけではなく，患者さん・ご家族の療養生活を支えることを主眼としています．看護師に相談することで，ご自身が漠然と不安に思っていることを少し具体化していくことができるかもしれません．

▶活用できる資源

1．看護外来

看護外来とは，専門的な知識や技術をもった看護師(認定看護師や専門看護師)が，病気や治療，療養に関する患者さんやご家族の困りごとをともに考え整理しながら，折り合いや解決ができるよう支援していく外来です．

このような「看護外来」を開設している病院もありますので，通院されている施設でお問い合わせください．

2．がん相談支援センター

がん相談支援センターは，全国のがん診療連携拠点病院や小児がん拠点病院，地域がん診療病院に設置されています．その病院に通院されていなくても，無料で相談することができます．

不安な気持ちは「0」になることはありませんが，少しでも安心して在宅療養が送れるよう，専門家を活用しながら一つずつ解決していきましょう．

（佐々木理衣）

②知っておくべきがん治療にまつわる医療サービス

5）小児患者への支援

I　子どものがんの特徴

　国立がん研究センターによると，15歳未満の子どもに発生する悪性腫瘍が「小児がん」と定義されています．また，定義はさまざまですが15〜39歳の思春期・若年成人世代のがん患者さんをAYA（adolescent and young adult）世代といいます．

1．小児がんの特徴

　小児がんは，約3分の1が白血病，次いで脳腫瘍，リンパ腫，神経芽腫と続きます．小児がんは，白血病や悪性リンパ腫といった血液のがんを除いては，大人ではまれなものばかりです．種類が多く，それぞれの疾患に罹患する児が少ないことから，症例経験の多い病院での治療が望まれます．

　小児がんは発見するのが難しく，がんの増殖も速い一方で，成人のがんに比べて抗がん薬治療や放射線治療の効果もきわめて高いという特徴があります．小児がん治療は長期間の入院や通院が必要になります[1]．

2．AYA世代のがんの特徴

　AYA世代は，小児と成人の中間にあたるため小児がんと成人がんの両方のがん種が発生します．この世代は，年齢階級ごとにがんの特徴があります．15〜19歳では小児がんと同様に，白血病，脳腫瘍，リンパ腫が上位を占め，胚（はい）細胞腫瘍・性腺（せいせん）腫瘍，骨腫瘍，軟部肉腫，甲状腺がんが続けて比較的高頻度にみられます．一方で，20〜29歳では胚細胞腫瘍・性腺（せいせん）腫瘍や甲状腺がんが，白血病やリンパ腫よりも多く発症します．そのほか小児がんではみられない，子宮頸がんや乳がん，大腸がん，胃がんなども上位に入り，30〜39歳では，乳がん，子宮頸がんが急増し，胚（はい）細胞腫瘍・性腺（せいせん）腫瘍，甲状腺がん，大腸がん，胃がんと続きます[2]．

Ⅱ 子どもががんと診断されたご家族へ

　子どもががんという診断を受けたことで，「何がいけなかったのだろう」「何でもっと早く気づいてあげられなかったんだろう」「こんなからだに生んでしまった」と自分を責めたり，「この子を失ってしまうかもしれない」と不安や恐怖の気持ちを抱く方も多いでしょう．また，頑張って治療を受ける子どもの姿を見守ることに，つらい気持ちをもつこともあるかもしれません．

　子どもががんになると，検査や治療のときには両親のどちらかが付き添う，病院に泊まり込むといった二重生活ともなり，家族の生活は大きく変わります．子どもの病気や体調，将来へ対する漠然とした不安を抱えながらも看護をし，一方で家庭のこと，病気の子どものきょうだいの世話，仕事などを行うことで，心身ともに疲弊してしまい，ご家族が体調を崩してしまう場合もあります．「子どもも頑張っているのだから，私が弱音を吐いてはいけない」と思わずに，不安な気持ちは一人で抱え込まずに医療者やがん相談支援センターなどに相談しましょう．子どもにとっても，親が安定しているということは安心して治療に向かえる一つの要因になります．

Ⅲ 子どもとがんについて話をするということ

　子どもは身体的，精神的，社会的にも日々発達・成長していきます．突然の入院は，その子どもの成長にかかわる社会との切り離しを意味します．家族と離れての療養生活やクラスメイトや友人と会えなくなったことに戸惑い，混乱することも多いでしょう．子ども自身も「なぜ，幼稚園に行けないのか」「どうして入院しなくてはいけないのか」「入院はどれくらいするのか」「入院して何をされるのだろう」「痛いことはするのか」「学校はどうなるのだろう」「友だちとは遊べないのか．友達はどうしているのだろう」と漠然とした不安を抱えているかもしれません．

　一方で，子どものがんは家族にとっても大変ショックな出来事です．親は子どもへ病気を伝えることについて「子どもだからよくわからない

のではないか」「ショックを受けるのではないか」「不安が強くなり，病気を治す意欲がなくなるのではないか」などと危惧し，病気を伝えることを先送りにしたい気持ちになるかもしれません．実際に子どもが自分の病名を知らされたのが，発病後何年も経ってからといったケースもあり，親御さんが抱くつらい気持ちは計り知れないものであろうと思います．

　しかし，真実を伝えられていない子どもの立場であったらどのように思うでしょう．

　子どもに病気を悟られないように，神経を使い振る舞う大人の言動を，子どもは何かがおかしいと敏感に察知します．また，入院療養中の場合，子ども同士でお互いの病気を推測したり，情報交換をしている場合があります．万が一，子どもが不意に真実を知ったときはどうでしょう．「今まで嘘をつかれていた」「本当は治らない病気なのかもしれない」と大人に不信感をもち，孤独な気持ちになってしまうかもしれません．また，子どもは，周囲が話したがらないことを知ってしまうと，自らその話題を周囲に聞くことができずにいる場合があります．そして，不安や心配を自分のなかに閉じ込め，さらに現実よりも恐ろしいことを想像することもあります．子どもの「知りたい」を尊重しながら，年齢に応じた，子どもが理解しやすい言葉で「がん」について話をしていくことは大切です．自分の病気について知ることにより，子どもが積極的に病気と向き合い，治療や療養生活に主体的に参加できるともいわれています．子どもが何を知りたくて，何を知りたくないのかを，大人が知ることから始め，子どもの疑問や質問に真摯に対応していきましょう．真摯に向き合うことは，信頼関係を強化することにつながります．一緒に病気と闘ってくれる大人の存在を子どもたちは感じることができるでしょう．また，子どもによっては，親に病気のことを聞けず，医療者に病気や治療の不安を吐露したり，わからないことを質問している場合もあります．子どもの病気に対する理解や認識，気持ちなどを医療者とも共有していきましょう．

　近年の治療の進歩により，小児がん患者は長期生存も可能になってき

ました．長期生存が可能ということは，その後の人生，すなわち進学・就職・結婚・挙児（子どもをもうけること），他の病気の発病などを経験していくということになります．小児がんの治療の合併症として，治療後何年も経ってから生じる晩期合併症と呼ばれるものがあります．晩期合併症には成長・発達・生殖機能・臓器機能，二次がんに関するものなどがあります．子どもと病気について話すことで，大人になってからの健康管理や晩期合併症への対応と定期的な通院，ライフイベントについて考えていくことができるようになります．

　子どものがんを子どもに伝えるということは，親としてはつらい気持ちになるかもしれません．しかし，子どもの将来を見据え，子ども自身が病気や治療，その後の療養生活で自律性を高めていけるよう，子どもたちを支えていけたらよいですね．

　病院には，下記に示す子どもを支えるスペシャリストがいます．子どもの年齢によっても病気や治療に対する理解は異なります．発達段階に合わせ，「いつ」「だれが」「どのような内容を」話したらよいのか，子どもの質問にどのように対応したらよいのかなど，担当の看護師やスペシャリストに相談しながら，子どもの療養生活を支えていきましょう．

小児がんの子どもを支えるスペシャリスト

1）小児看護専門看護師（certified nurse specialist in child health nursing）

　小児看護専門看護師とは，日本看護協会が認定する資格です．子どもたちが健やかに成長・発達していけるように療養生活を支援する役割があり，他の医療スタッフと連携して水準の高い看護を提供する看護師です．

2）小児がん看護師（pediatric oncology nurse；PON）

　小児がん看護師とは，日本小児がん看護学会が認定する資格です．よりよい小児がん医療を実現するために，小児がん看護の知識・技術を深めた専門性の高い看護師です．

3）チャイルド・ライフ・スペシャリスト（child life specialist；CLS）

　チャイルド・ライフ・スペシャリストは，医療環境にある子どもや家族に，心理社会的支援を提供する専門職です．子どもや家族が抱える精

神的負担を軽減して，主体的に医療体験に臨めるよう支援する役割を
もっています．

 がん治療中の教育について

1．入院中の教育支援

子どもたちには教育を受ける権利があります．入院前と同様に入院中
も教育を受けられるということは，子ども同士や教師との交流につなが
る機会になります．入院中は検査や治療が優先されますが，子どもに
とっての日常生活，つまり学校生活などの治療以外の時間をもつことも
子どもの心身の成長・発達にとってとても大切な時間になります．

15歳までのがん患者が入院する医療機関では「学習を継続する」こと
が推奨され，入院治療が必要な子どもへの教育を継続して行うための通
称「院内学級」と呼ばれるものを併設している施設が多くあります．こ
の「院内学級」には，特別支援学校，特別支援学級，訪問教育という種
類があります．特別支援学校は，病院内に併設されている学校です．特
別支援学級は，その病院を校区に含む小中学校が開設しているもので
す．訪問教育は，病院近くの特別支援学校から病院に教師が派遣される
ものです．このような学校では，子どもの病状や体調，気持ちに合わせ
て学習をすすめていきます．

病院のなかにある学校で教育を受ける場合は，基本的にはその学校へ
の転校手続きなどが必要となります．また，入院前私立学校に通学され
ていた方は，私立学校を退学することになります．そのため，これまで
通学していた学校にも退院後の復学が可能か，復学に必要な事務手続き
や費用，単位認定などをあらかじめ確認しておきましょう．

入院中の教育に関しては，入院する病院の担当医や看護師，医療ソー
シャルワーカー（medical social worker；MSW）などにご確認ください．

2．復学に向けて

入院期間中，病院のなかにある学校に転校手続きをした場合でも，い
ずれ復学する元の学校とのつながりは，子どもが安心して復学できるよ
うにするためにとても大切です．

入院治療中も，元の学校の先生とも，子どもの治療の経過や体調，今後の見通しなどについて情報共有しておきましょう．また，復学前から復学後の学校生活について，気がかりや対応してもらいたいことなどを話し合っていくとよいでしょう．例えば，体力的に課題があり，いきなり元の集団生活に戻るのが難しいかもしれない，通学や授業の受け方を体調の回復をみながら調整したい，治療によって生じた外見の変化をクラスメイトにどのように伝えたらよいのかなど，親が気になることだけではなく，子ども自身が気になっていることを含めて，元の学校の先生とも相談していきましょう．また，病気の子どもを受けもったことのない担任の先生は，子どもへの対応に戸惑うこともあるかもしれません．復学の時点で，どのようなことが行えて，どのようなことに不自由さがあるのか，学校生活のなかでの知っていてもらいたい注意点などもあれば伝えていきましょう．学校での様子や気がかりなことは連絡帳などに記し，情報の共有を行っていきましょう．

　また，子どもは入院や治療により，教師やクラスメイトとのこれまでの関係性が希薄となっています．そのため復学時には，学校生活が再開することへの期待と同時に，クラスメイトとの関係性の再構築に不安を抱いていることもあります．教育機関には担任のほかに，各々の教育機関で勤務形態は異なりますが，スクールカウンセラーがいます．スクールカウンセラーは，臨床心理に関する専門的知識をもっており，児童や生徒，その保護者で，さまざまな心の問題をもつ人たちを支援していく役割があります．復学するにあたって，子どもたちの気がかりや心配ごとをサポートしていけるよう，教育機関で頼りにできるサポーターを増やしていくことも一つです．

3. 就労支援

　小児がんを経験していても，社会で活躍している方は多くいます．小児がんの治療や身体症状は一人ひとり異なるため，以前受けていた治療の影響や通院しながら働くことなど就労に関するさまざまな不安や悩みがあるのは当然です．どんな仕事をしたらよいか，就職を希望するところには病気に関して伝えたほうがよいか，それによって不利益はないか

など，ハローワークの窓口では，就職に関する相談に乗ってくれます．また，職業訓練を含めた支援を行っています．

V　がん治療中の子どもがいるご家族への支援

1. 家族が滞在することができる施設

　小児がんなど子どもが高度医療を必要とする病気となった場合，専門性の高い病院への受診，入院治療が必要となります．このような病院は比較的都市部に集中しているため，通院の負担，入院となれば地元を離れて付き添うこととなります．一般的に付き添いは面会時間内に行い，夜間は病院外で宿泊をするということになります．

　日本ホスピタル・ホスピタリティ・ハウス・ネットワーク(JHHHネットワーク：http://www.jhhh.jp/)⁴⁾は，主に病気の子どもとそのご家族を支援するための非営利団体です．自宅を離れて専門病院で治療を受ける子どもとそのご家族が，そろって滞在できる宿泊施設を安価で提供しています．このホームページでは，全国にあるドナルド・マクドナルド・ハウスやファミリーハウスなどを検索することができます．

2. きょうだいのための保育サービス

　小児がんの子どもにきょうだいがいる場合，その子どもが入院している間，きょうだいの養育をどうしていったらよいのかと悩まれることもあるかもしれません．配偶者やパートナー，祖父母などの協力を得られればよいのですが，それが難しい場合もあるかと思います．そのような場合，保育所やファミリー・サポート・センターなどの地域の保育サービスを利用することもできます．保育所は，保護者の方が子どもを看護しなくてはいけない場合に，一定の条件を満たすことできょうだいを入所させることができます．保育所利用をご検討される方は，お住まいの市区町村役所の担当窓口にご相談ください．また，ファミリー・サポート・センターは，子育ての支援を受けたい人(依頼会員)と援助したい人(提供会員)が会員となり，会員同士のマッチングで支援する仕組みです．主に通園・通学の送迎や預かりなどをしてくれますが，事前に市区町村のファミリー・サポート・センターに会員登録が必要となります．

これらのサービスは，申し込み方法や活動時間，利用料金が市区町村によって異なりますので，ご確認ください．

3. きょうだいへのサポート

病気の子どもがいると，意図していなくても親の関心はその子に集中してしまうことがあります．また，子どもの入院中に親の付き添いを要する場合は，自宅にいるきょうだいにとっては養育者である大人が一人欠如することになります．親に十分に甘えられない，相談したくても相談できないなど，さみしい思いを抱えているかもしれません．また，育児の中心であった母親が不在となると，自宅に残されたきょうだいは「今までお母さんが(習い事などの)送り迎えをしてくれたけど，これからはどうなるのだろう」「学校の準備や連絡帳の記入はだれがやってくれるのだろう」と心配するかもしれません．

さらに，病気の子どもへ関心が集中するあまり，きょうだいまで目を配ることができず，きょうだいには病気について理解できるように説明できていない場合もあるでしょう．そのような場合，周りの家族の変化を察知し「何が起きているのだろう」と思いながらも，そのことを聞けない，または教えてもらえないことに疎外感を抱いているかもしれません．きょうだいに対しても，「知りたい」「知りたくない」を尊重しながら，年齢に応じ理解できる範囲で，病気や治療，今後の見通しと，子どもの介護で親が不在のときはだれがお世話をしてくれるのかなどを説明しておくことも大切です．

また，病気の子どもときょうだいの関係性を維持できるようにしてあげるのも大切です．昨今の新型コロナウイルス感染症の流行で，面会制限が厳重になっている施設は多いので，テレビ電話などで交流をはかれるようにしてみましょう．

　子どもたちのストレス反応は，怒る，泣くという感情的な反応，痛み，食欲減退や吐き気などの身体症状，「赤ちゃん返り」と表現されるような退行や，睡眠障害などの日常生活の変化として現れます．

　また，反抗的な態度や，暴言や暴力をふるったり，学校に行きたがらない，わがままを言うなどの行動をとる場合もあります．これらは，子どもたちの学校での活動や友人関係に軋轢が生じることもあるため，きょうだいが通学している場合には，きょうだいの担任にも，子どもの病気・治療の見通し，きょうだいのことで気がかりなことや情報共有したいことを伝えておきましょう．

　きょうだいも安心して感情が出せる場を作ってあげることが大切です．

4．利用可能なその他のサポート

　小児がんを体験した子どもやそのご家族の日常生活上の悩みや不安，健康管理などについて電話相談もできます．電話相談は，小児慢性特定疾病児童等自立支援事業やがんの子どもを守る会，小児がん医療相談ホットライン，小児がん拠点病院の相談支援センターなどがあります（表1）．

受けられる医療サービス

1．医療費について

　子どもが病気となった場合に受けられる医療費助成には，健康保険のほかに小児慢性特定疾病医療費助成，自立支援医療（育成医療），特別児童扶養手当，障害児童福祉手当などがあります（表2）．

　小児慢性特定疾病医療費助成の対象となるのは，都道府県知事または指定都市・中核市の市長が指定した「指定小児慢性特定疾病医療機関」で受診した際の医療費となります．各助成の手続きに必要な書類は，お住まいの市区町村の申請窓口にお問い合わせください．申請のために医療機関で作成する必要書類は有料となります．

表1 相談支援窓口

	対象	概要	お問い合わせ先
小児慢性特定疾病児童等自立支援事業	小児がんなどの小児慢性特定疾病で長期療養を必要としているお子さんやそのご家族	保健師などが日常生活上の悩みや不安，福祉サービスや健康管理などについての相談や助言を行う	お住まいの地域を管轄する保健所や保健センター
がんの子どもを守る会	小児がん患者さんとそのご家族	小児がん患児家族の会 専門のソーシャルワーカーが小児がんにかかわるあらゆる相談に対応している	公益財団法人がんの子どもを守る会 相談電話番号： 03-5825-6312（東京） 平日 10：00〜17：00 06-6263-2666（大阪） 平日 10：00〜17：00 ホームページ： http://www.ccaj-found.or.jp
小児がん医療相談ホットライン	小児がんと診断された子どもやご家族	国立成育医療研究センター小児がんセンターの電話相談．小児がんの治療・看護などの経験が豊富な看護師，相談内容によって医師が対応する場合もある	相談電話番号：03-5494-8159 平日 10：00〜16：00 相談料金：無料（通話料のみかかります）

そのほか国が指定する小児がん拠点病院の相談支援センターでも，小児がん患者とそのご家族の療養上の相談に応じています．その病院に通院していなくてもどなたでも無料でご利用いただけます．小児がん拠点病院は，国立がんセンター　がん情報サービスや国立成育医療研究センターのホームページから検索することができます．

2. 病気や治療にともなう障害に関するもの

　小児がんでは，病気や治療の影響により身体機能の低下や精神発達に遅れが出ることもあります．このような合併症や後遺症に対して，身体障害者手帳，療育手帳，精神障害者保健福祉手帳，小児慢性特定疾病児日常生活用具給付事業などの手帳が取得できることもあります（表3）．

表2 医療費の助成

助成制度名	制度概要	対象
小児慢性特定疾病医療費助成	小児がんなど長期間医療費がかかる疾患に対し，医療費の自己負担分を助成する制度	【対象年齢】18歳未満の方（18歳以降も引き続き治療が必要と認められる場合には20歳になるまで対象） 【対象概要】小児慢性特定疾病（詳細は小児慢性特定疾病情報センター参照）に罹患しており，①慢性に経過する疾病であること，②生命を長期に脅かす疾病であること，③症状や治療が長期にわたって生活の質を低下させる疾病であること，④長期にわたって高額な医療費の負担が続く疾病であること 【その他】次年度にも医療費助成を受けたい場合は，一度更新の手続きが必要となる
自立支援医療（育成医療）	障害のあるまたはその可能性のある児童が，手術などにより生活能力を回復するための医療を受ける際に，医療費の自己負担分を助成する制度	【対象年齢】18歳未満の方 【対象概要】身体に障害があるか，そのまま放置すると将来障害を残すと認められ，手術などの治療により確実な効果が認められる方 【助成期間】原則として3か月以内．医療の内容によって最長1年まで認められるものもある 【その他】申請には指定育成医療機関が作成した「自立支援医療（育成医療）意見書」が必要 「小児慢性特定疾病医療費助成制度」を申請している場合は「育成医療」を申請しなくても該当する手術などの治療を受けることができる
特別児童扶養手当	障害を有する児童に手当を支給することにより，福祉の増進をはかることを目的にした制度	【対象年齢】20歳未満の方 【対象概要】障害を有する児童を家庭で監護，養育している父母等に支給．小児がんや治療が原因の場合も，受給対象になることがある 【助成方法】手当は原則として毎年4月，8月，12月に，それぞれの前月分までが支給される．受給者もしくはその配偶者または扶養義務者の前年の所得が一定の額以上であるときは，手当は支給されない
障害児童福祉手当	重度障害児に対して，その障害のため必要となる精神的・物質的な特別の負担軽減の一助として手当を支給することで，福祉の向上をはかることを目的とした制度	【対象年齢】20歳未満の方 【対象概要】重度の障害を有するため，日常生活において常時の介護を必要とする状態にある在宅の方 【助成方法】手当は，原則として毎年2月，5月，8月，11月に，それぞれの前月分までが支給される．受給者もしくはその配偶者または扶養義務者の前年の所得が一定の額以上であるときは，手当は支給されない

表3 医療・福祉などのサービス

	制度概要	支援内容
身体障害者手帳	身体の機能に一定の障害が認められた方に交付される手帳 障害の種類や程度により1級から6級(7級の障害は単独では交付対象とはならないが,7級の障害が2つ以上重複する場合,または7級の障害が6級以上の障害と重複する場合は対象となる)まで区分されており,等級に応じて各種の福祉サービスを利用することができる	医療費助成制度,障害福祉サービス,補装具費の支給,日常生活用具の給付,公共料金などの割引,交通費助成,国税・地方税の諸控除など
療育手帳	知的発達に障害のある方に対して,児童相談所などの判定に基づいて交付される手帳	医療費助成制度,障害福祉サービス,交通費助成,国税・地方税の諸控除など
精神障害者保健福祉手帳	精神障害(知的障害を除く)のために長期にわたって日常生活や社会生活に制限を受けている方が申請により取得することができる手帳 精神疾患の状態と能力障害の状態の両面から総合的に判断され,1級から3級まで区分されている	医療費助成制度,国税・地方税の諸控除,各種手当支給,公共料金などの割引,交通費助成など
小児慢性特定疾病児日常生活用具給付事業	小児慢性特定疾病医療受給者証をお持ちで,対象となる種目ごとの対象者欄の要件に該当する方,障害者自立支援法の施策の対象にならない方が対象 日常生活を営むのに著しく支障のある在宅の小児慢性特定疾病児童等に対し,日常生活の便宜をはかることを目的として,用具の給付を行う	便器,特殊マット,特殊便器,特殊寝台,歩行支援用具,入浴補助用具,特殊尿器,体位変換器,車いす,頭部保護帽,電気式たん吸引器,クールベスト,紫外線カットクリーム,ネブライザー(吸入器),パルスオキシメーター,ストーマ装具(消化器系),ストーマ装具(尿路系),人工鼻計18項目 申請者は,用具の給付に要する費用について,収入の状況に応じて一部負担が必要

身体障害者手帳,療育手帳,精神障害者保健福祉手帳の支援内容は,障害の等級や,居住する自治体によって異なるため,詳細は担当窓口にご確認ください.

3．その他の助成制度について

　公益財団法人やNPO法人では，小児がん患児・家族のために療養にともなう経済的負担の軽減や，学習を支援することを目的とした助成を行っています．

　助成には，GRN小児がん交通費等補助金制度，がんの子どもを守る会療養援助事業，アフラック小児がん経験者奨学金制度，ゴールドリボン・ネットワーク　はばたけ！ゴールドリボン奨学金，こうのとりマリーン基金（全国骨髄バンク推進連絡協議会）などがあります．

　医療費や福祉サービスについては，小児がん拠点病院の相談支援センターや，各施設の医療ソーシャルワーカーにご相談ください．医療ソーシャルワーカーは，治療費の負担など，患者さんやそのご家族が安心して治療をすすめられるよう支援する医療者従事者であり，その多くが社会福祉士の資格をもっています．相談窓口がわからない場合は，お近くの看護師に「医療費について専門家に相談したい」とお声がけください．

　治療だけではなく，子どもたちがご家族や友人とかかわれること，学習や遊びの機会が得られることなど，子どもにとっての生活の質（quality of life；QOL）を大切にしていくことが，子どもの治療に対する意欲を引き出すことにつながります．また，親の気持ちが安定し子どもにも真摯に向き合うことは，子どもにとって安心・安楽につながり，治療を行っていくうえでも重要になります．

　子どもががんと診断され，つらい思いやこれからどうしようと悩まれることも多いかと思います．子どもとともにご家族もサポートしていきますので，不安や気がかりは医療者にお伝えください．

（佐々木理衣）

🔍 文　献

1）国立がん研究センター　小児がん情報サービス．〔https://ganjoho.jp/child/index.html〕
2）平成27-29年度厚生労働科学研究費補助金（がん対策推進総合研究事業）「総合的な思春期・若年成人（AYA）世代のがん対策のあり方に関する研究」班編：医療従事者が知っておきたい　AYA世代がんサポートガイド．金原出版，2018．

3) 日本小児がん看護学会：小児がん看護ケアガイドライン 2018.〔http://jspon. sakura.ne.jp/doc/guideline/Pediatric_Oncology_Nursing_Care_Guide lines_2018.pdf〕

4) 日本ホスピタル・ホスピタリティ・ハウス・ネットワーク(JHHH ネットワーク).〔http://www.jhhh.jp/〕

5) 文部科学省：政策・審議会　教育相談等に関する調査研究協力者会議(第 2 回) 配付資料.〔https://www.mext.go.jp/b_menu/shingi/chousa/shotou/066/ shiryo/1369890.htm〕

6) 文部科学省：政策・審議会　児童生徒の教育相談の充実について─生き生きとした子どもを育てる相談体制づくり─(報告).〔https://www.mext.go.jp/b_ menu/shingi/chousa/shotou/066/gaiyou/1369810.htm〕

② 知っておくべきがん治療にまつわる医療サービス

6）医師からみた就労支援

Ⅰ　はじめに

　がん医療（放射線療法，抗がん薬治療，手術療法）の進歩は目覚ましく，5年相対生存率は上昇しています．1990年代は約53％であったのが，2003〜2005年は58.6％，直近のデータでは，2009〜2011年で64.1％（男性62.0％，女性66.9％）と，右肩上がりです[1]．

　がん罹患者のうち，3人に1人は就労可能年齢でがんに罹患しているとされます．仕事をもちながら悪性新生物（がん）で通院している方は，2010年のデータでは32.5万人いるとされ[2]，現在はさらに増加していると思われます．

　がん患者を対象に行われたいくつかの就労実態調査から，約3〜5人に1人ががんと診断された後に離職しているとされます．2003年の調査では34.7％が依願退職または解雇され，自営業，単独，家族従業者においては13.2％が廃業したとされています[2]．10年後の2013年の調査においても依願退職または解雇が34.6％と変わらず，廃業は17.1％と若干高くなり，状況の改善はありませんでした[3]．また，2009年のがん患者団体支援機構・ニッセイライフ共同実施アンケート調査報告では，がんと診断された前後の収入の変化では，平均年収が診断前約395万円から診断後約167万円に減少したとの報告もあります[2]．そのため，がんによって就労が困難になった際の相談・支援体制の整備がこれまで以上に望まれます．

　就労支援に関しては，がん治療前，治療中，治療後（復職）の時期に分けて考えることが必要です．治療と仕事を両立させるには，患者自身の病気，治療の十分な理解，家族や職場をはじめとした周囲の人のがんに対する理解，サポートが重要であると思われます．そして，医療従事者

表1 問診の際に確認すべきこと

- 職種
- 勤務形態(正規雇用か,有期雇用かなど)
- 具体的な仕事内容(デスクワークが多いのか,立ち仕事なのかなど)
- 家族構成,キーパーソン
- (仕事を有している方であれば)職場に相談できる人(上司や人事部など)はいるか,実際に相談をしているか
- 医療費など,金銭的な不安はあるか
- 高額療養費制度について知っているか,申請をしたか

表2 具体的な治療方法やスケジュールについて医師が説明すべきこと

- 治療の目的,内容や期間
  (抗がん薬治療であれば,病気の再発を防ぐ補助化学療法なのか,再発・遠隔転移の症例であれば,緩和的な抗がん薬治療なのか)
- 抗がん薬治療であれば,主な副作用,生活の注意点
- 入院を要する場合は,予測される入院期間
- 外来治療であれば,治療日のスケジュールの説明 など

からの復職に関する声かけも大切であると思います.本稿では,医師からみた就労支援と,一医師として心がけていることについて記載します.

II がん治療前

がんの告知は,心に大きなストレスをもたらします.その心の変化,ストレスに配慮しつつ,治療内容やその目的,スケジュール,抗がん薬治療であれば,治療における副作用とその対応方法,生活での注意点などを具体的に説明していきます.限られた診療時間のなかでの説明になりがちであり,患者さんの理解を確認しながらの説明を要します.また,多職種でのこまやかな支援が必要と感じた場合は,多職種との情報共有,協力を仰ぐことも必要です.また,仕事の退職など,重要な決断はすぐにしないように,一言相談するように伝えます.

表1,2に,問診の際に確認すべきこと,説明すべきことをまとめました.

III がん治療中

外来で抗がん薬治療を行っている患者さんであれば,治療スケジュー

ルや副作用が仕事や通勤に影響していないかを定期的に確認します. 仕事と治療の両立で悩んでいる場合は, 具体的な悩みの内容を聴取します.

副作用(例：悪心, 倦怠感, 脱毛など)によるものであれば, 支持療法の強化や生活でのアドバイス, 金銭的な問題であれば医療ソーシャルワーカー(medical social worker；MSW)との連携をはかっていきます. 治療で仕事を休んでいる場合は, 傷病手当金(pp.53〜56)の申請をしているか, 確認をします.

Ⅳ がん治療終了後, フォローアップ期間

休職している方であれば, 復職の具体的な時期について相談します.

入院していた場合は, 想像以上に体力が落ちていることがあります. 患者さんに復職後の仕事の内容, 勤務内容, 通勤について確認をします. 患者さんの復職への気持ちが焦りにつながり, 仕事の負荷をかけすぎになることがあります. 体力をみて徐々に仕事を増やすように助言します. 加えて, 会社の人とよくコミュニケーションをとるようにすすめます. また, 必要があれば, 産業医との調整を行います.

職によっては, 復職の際に診断書などの書類が必要なこともあります. 医師より「復職に対して, 必要な書類はありますか」と声をかけるとよいかもしれません.

診断書以外にも, 保険会社への提出書類など, 患者さんには医師に記載してほしい書類が多くあります. 診察の際に確認し, 申請方法を説明します.

Ⅴ おわりに

普段の診療の短い時間で, がん患者さんから就労についてまで確認できないのが現状です. しかし, 医師をはじめとした医療従事者から, 患者さんに対して就労について声かけを行うことで, 安心して治療に臨めるのではないかと思います.

(山﨑知子)

🔍 文　献

1）国立がん研究センター　がん情報サービス：最新がん統計.〔https://ganjoho. jp/reg_stat/statistics/stat/summary.html〕
2）厚生労働省：がん患者の就労や就労支援に関する現状.〔https://www.mhlw. go.jp/file/05-Shingikai-10901000-Kenkoukyoku-Soumuka/0000037517. pdf.〕
3）「がんの社会学」に関する研究グループ：8. がん体験者の就労状況. 2013 年 がんと向き合った 4,054 人の声（がん体験者の悩みや負担等に関する実態調査 報告書）.

②知っておくべきがん治療にまつわる医療サービス

7）看護師からみた就労支援

　日本人の2人に1人が罹患するといわれる「がん」は，だれしもが罹患する可能性のある身近な疾患です．2017年に新たに診断されたがん（全国がん登録）は，約97.8万件にのぼります．がん患者全体の3人に1人が20〜64歳であり，仕事をもって働いている世代です[1]．

　医療の進歩により，がんの5年相対生存率は約6割に達してきており，罹患すると「死に直結する病気」というイメージが強かったがんは，長く付き合う「慢性疾患」に変化しています．しかし，社会の印象としては「不治の病」としていまだに受け取られることが多く，2014年には，がんに罹患した勤労者の3割の方が依願退職をしていると報告されています[2]．

　がん患者さんの日常生活において，「就労していること」はきわめて重要な意味をもちます．治療をしていくうえで，医療費の負担は大きく，働いていることで経済的不安も軽減されます．また，働く世代は，社会のなかで役割をもっていると同時に，子育てをしているなど家庭のなかでも重要な役割を担っている方が多くいます．日常生活を維持していくこと，家庭内での役割を果たしていくためにも，仕事を続けていくことはとても重要なのです．

　看護師の立場として，治療についてのサポートを優先して行っていくことも大切ですが，患者さんがどんな役割をもった人なのかを確認し，予測される困りごとや不安なことに対してサポートをしていくことも大切だと感じています．

　治療するために離職を考えている場合には，すぐに答えを出す必要がないことを伝えています．辞めることが患者さんの悩みの解決につながるのかどうかをともに考えていきたいと思っています．資金源がなくなることは，治療継続が難しくなることにつながります．また，上記の通

り，生活を維持していくことへの不安にもつながります．辞めることはいつでもできますが，新たに就職することは治療をしながらでは困難なことが多いため，辞めずに利用できる制度をすすめたり，働き方の工夫ができるかを確認していくことが重要だと思っています．

Ｉ 治療と仕事の両立への支援

　現在のがん治療は，入院期間はなるべく短く，抗がん薬治療や放射線治療は，外来での通院治療が可能になっています．宮城県立がんセンターでも，がん患者さんへの就労支援対策として，毎週金曜日の夜間に抗がん薬治療が受けられる体制（夜間外来化学療法）を整備し，治療を受けながら生活・仕事を続けていけるよう支援しています．看護師は，患者さんが仕事を続けながら治療を受けられるよう，仕事の内容や，仕事のスケジュールを確認し，医師にそれを伝え相談をしながら，可能な限り治療と調整をはかっていくサポートができると感じています．診察時に医師から治療のことや病状を確認できても，仕事のことや今後の見通しまで確認する余裕がないこともあると思います．その際には，どうぞ診療時にそばにいる看護師に確認しておきたかった内容を伝えてください．もし，外来で伝えられなかった場合には，患者サポートセンターにいる看護師や相談員に伝えてほしいと思います．病院には患者さんを支えるサポーターはたくさんいます．一人で抱え込まずに，相談していきましょう．

　また，抗がん薬治療の副作用の早期発見や，治療継続のための症状マネジメント指導を提供するほかに，仕事をすることで体調に影響を及ぼしていないか，体調が仕事に影響していないかを確認していくことも，必要な看護師の仕事だと感じています．副作用症状の出現やその程度，それによってどの程度仕事に影響しているのか，休息はとれているかなどを確認し，医師にも相談したうえで，職場にどのように伝えていくかを一緒に考えていくことが，無理のない仕事との両立のために必要な支援だと思っています．

Ⅱ ちょっとした困りごとへの相談

治療をしながら生活や仕事を続けていくなかで，困りごとは小さい大きいに限らず出てくるものだと思います．主治医や産業医など「医師」に対しては，敷居が高いと感じてしまい，本音をなかなか話せない人や日常の困りごとを相談できない人が多くいます．看護師は，常に患者さんのそばで寄り添う立場として，気軽に相談できる相手でありたいと思っています．些細な困りごとが，大きな悩みや苦痛にならないよう，早めから相談してほしいと思っています．

Ⅲ 自己決定への支援

がんをもちながら就労している方は，治療と仕事の両立において，さまざまな葛藤を抱くと思います．がんと診断され治療がすすむなかで，治療の選択，治療と仕事の両立，病気をもちながらの日常生活の調整，家族のこと，自分自身の人生のことなどさまざまな意思決定の場面に直面することになります．突然がんと診断され生命の危機にさらされた患者さんに対して，その人の自己決定を支えることは，重要な看護師の支援の一つだと感じています．患者さんにとっての最善をともに考え，自己決定に必要な医学的な知識の提供や，利用可能な情報や資源を整理して，患者さん本人が意思決定できるよう支えていきたいと思っています．

（櫻場晴美）

🔍 文　献

1) 国立がん研究センター　がん情報サービス：最新がん統計．2021 年 2 月 10 日更新．〔https://ganjoho.jp/reg_stat/statistics/stat/summary.html〕
2) がん患者・経験者の就労支援のあり方に関する検討会：がん患者・経験者の就労支援のあり方に対する検討会報告書　「らしく，働く」～仕事と治療の調和に向けて～．2014．
3) 小迫冨美恵ほか編：がん体験者との対話から始まる就労支援．日本看護協会出版会，2017．
4) 「働くがん患者と家族に向けた包括的就業支援システムの構築に関する研究」班産業看護グループ編：がんをもつ労働者と職場へのより良い支援のための12のヒント：「治療と就労の両立」支援のための産業看護向けガイドブック：平成24年度厚生労働科学研究費がん臨床研究事業．2013．

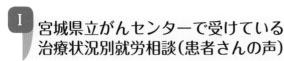

② 知っておくべきがん治療にまつわる医療サービス

8）医療ソーシャルワーカー（MSW）から みた就労支援

　就労相談に来る患者さんの治療状況は，下記のようにさまざまです．
- 外来受診前（紹介前）
- 初診時（告知前）
- 初診時（告知後）
- 外来通院時（検査・治療）
- 入院前
- 入院中
- 退院前
- 退院後外来通院時（治療中）
- 外来通院時（経過観察中）

　患者さん自身が相談したいと思ったとき，就労について不安を抱いたときが相談のときといえます．決まった就労相談の時期はありません．就労相談の時期は人それぞれであり，患者さんの治療状況によっても相談内容が変わってきます．

　本稿では，宮城県立がんセンターで受けている就労相談（患者さんの声）を治療状況別に分けて紹介します．また，宮城県立がんセンターにおける就労支援の取り組みについて紹介します．

※患者さんの声を紹介するにあたり，患者さんから了解を得ています．

Ⅰ 宮城県立がんセンターで受けている 治療状況別就労相談（患者さんの声）

1. 外来受診前（紹介前），初診時（告知前），初診時（告知後）の 就労相談

　この時期の就労相談は注意が必要です．

　「医療機関に紹介されただけでも不安（精密検査が必要と言われた，が

んの疑いと言われた）」「検査の結果を待つ不安」「医師から何か悪いことを言われるかもしれないといった恐怖」「告知後の混乱」「何をすればよいかわからない状況」など，就労に関して正常な判断ができなくなっています．患者さんによっては告知後の勢いで離職を選ぶ方もいますが，まずは落ち着いて本当に離職することが正解なのかを考える必要があります．

2．外来通院時（検査・治療），入院前，入院中の就労相談

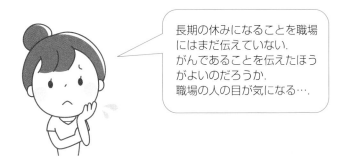

長期の休みになることを職場にはまだ伝えていない．
がんであることを伝えたほうがよいのだろうか．
職場の人の目が気になる…．

　このほか，下記のような患者さんの声があります．
「自分が休むことで，職場に迷惑をかけてしまうのが申し訳ないと思っている」
「長期間休みになることを職場のだれに伝えればよいか？」
「何と伝えればよいか？」
「がんであることを伝えたほうがよいのか？」
「上司以外の人にも伝えたほうがよいのか？」
「長期の休みになる場合の収入が不安」

3. 退院前，退院後外来通院時（治療中）の就労相談

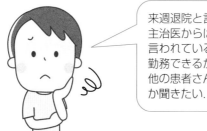

来週退院と言われた．
主治医からは職場復帰も可能と
言われているが，フルタイムで
勤務できるか不安だ．
他の患者さんはどうしているの
か聞きたい．

　このほか，下記のような患者さんの声があります．
「職場復帰するのに不安がある」
「フルタイムで勤務することが不安」
「他の患者さんはどうしているの？」
「職場復帰についてどう上司に伝えればよいの？」
「公共交通機関で朝の混雑時に通勤するのが不安」

4. 外来通院時（経過観察中）

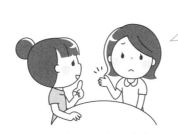

職場に復帰したものの，
自分の病気を伝えていな
い職員とのコミュニケー
ションに悩んでいる．
どうすればよいか…．

　このほか，下記のような患者さんの声があります．
「病気のことを伝えていても配慮してもらえるか心配」
「職場で配慮してもらっているが，逆に周りの目が気になってしまう」
「病気のことを伝えていない他の職員との付き合い方はどうすればよい
か？」
「職場でのコミュニケーションの取り方がわからない」
「からだがついていかない．辞めようと思っている」

II 医療ソーシャルワーカー(medical social worker；MSW)からみた復職時の注意点

　初診前後や治療初期は不安で頭がいっぱいで何も考えられない状況ですが，治療中，治療後の時期になると自分のからだの状況と仕事について向き合うことができるようになります．がん相談支援センターに寄せられる相談も具体的なものになり，だれに伝えたらよいのか，コミュニケーションの取り方がわからないなどの「人」と「人」のつながりの不安，フルタイムで働くことや通勤時の公共交通機関の利用などの自分の「からだ」と「仕事」のつながりの不安が聞かれます．このような相談から，復職時のキーワードとして「人」「からだ」「仕事」が挙げられます．職場で自分のことを相談できる「人」の存在は，自分にとって大きな味方になってくれます．それが上司かもしれないし人事労務担当者であるかもしれません．もしくは，入社時の同期かもしれません．不特定多数の方に相談する必要はありませんが，信頼のおける相談者が一人いるだけで気持ちは変わってきます．しかし，なんて相談すればよいのか，どう話せばよいのか具体的なところで迷うこともあるかと思います．そんなときは，がん相談支援センターに相談してもらうことで，話の仕方や伝え方などを教えてもらうことが可能です．

　また，「からだ」と「仕事」のつながりについては，直接上司や人事労務担当者と話をしても伝わりにくいことがあります．患者さん自身は治療を受けているので，自分のからだのことは十分にわかっていますが，それをわからない人に伝えるのは大変です．ましてや，上司や人事労務担当者は医学の知識に疎いことが多々ありますので，病気や治療の影響と仕事への関連性がわからず働き方への配慮が得られない可能性があります．この点についてもがん相談支援センターに相談してもらうことで，話の仕方や伝え方を助言してもらえると思いますが，一番は病気や治療の影響と仕事を関連づけられる産業医を活用するのがよいでしょう．

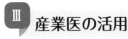

III 産業医の活用

治療状況別の就労相談で紹介した患者さんの生の声は，患者さん自身が職場の人事労務担当者や上司と職場復帰について調整や交渉を行っているものでした．

「職場に産業医がいるが相談できなかった」「職場に産業医がいるのかがわからなかった」という患者さんもおり，産業医を活用できていないのが現状です．

では，産業医を活用することにどんなメリットがあるのでしょうか．

一番は産業医に職場の人事労務担当者と主治医をつなぐ架け橋になってもらえるということです．「Ⅰ-1-3)-③傷病手当金，障害年金をうまく使おう」(pp. 53〜59)でも触れましたが，患者さんの主治医は病気を治療する専門家であるため，病気と患者さん個々人の仕事への影響を判断することは難しいのです．産業医は患者さんの仕事の内容をよく理解しておりますので，主治医からの病気の情報をもとに職場での仕事の影響を考えることが可能です．患者さんが職場に伝えづらい専門的な医学用語や，職場の人事労務担当者がわかりにくい治療の状況などを，患者さんの代わりになって職場へ伝えてくれるのが産業医であるといえます．いわば医学情報の翻訳家といえるのではないでしょうか．患者さんの病気の情報を仕事への影響に変換してくれる役割を担っています．

職場との関係が良好であったり，人事労務担当者や上司に相談しやすい環境であるなら，必ずしも産業医を活用しなければならないということはありませんが，病気のことを伝えづらかったり，話し合いをしづらいと感じているのなら産業医に一度相談してみるのもよい手段だと思います．

IV 宮城県立がんセンターにおける就労支援

宮城県立がんセンター患者サポートセンターがん相談支援センターでは，がんサロン「たんぽぽ」のサロン活動の一環としてハローワーク仙台による出張相談を開催しています．

ハローワーク仙台の就職支援ナビゲーターが，「自分の症状や体力に合った仕事がみつかるだろうか」「治療しながら働くにはどうしたらよいか」「久しぶりに復帰するので体力に不安がある」「平日に通院しなければならないが採用してくれるだろうか」「応募する際に病気のことを伝えるべきだろうか」という不安や悩みに対して，病状や治療の状況に合った働き方を一緒に考え，仕事への復帰や就職活動の不安が軽減されるよう支援しています．また，応募書類の作り方や面接対策などについて支援を行っています．

※この出張相談のもとは厚生労働省職業安定局の事業です．

2013年に長期療養者等就職支援モデル事業が全国5か所のハローワークで開始されたのが最初です．ハローワークに専門相談員（就職支援ナビゲーター）を配置し，がん診療連携拠点病院などと連携したがん患者などに対する就職支援モデル事業を開始しました．宮城県立がんセンターは2014年からこの事業に参加し，宮城県立がんセンターとハローワーク仙台が協定を締結しました．

2016年から全国47都道府県に本格的に展開し「長期療養者就職支援事業（がん患者等就職支援対策事業）」[1]として行われ，現在に至ります．出張相談に限らず，ハローワーク仙台の長期療養者支援窓口で支援を受けることが可能です．

治療と職業生活の両立支援に関する相談窓口

がん治療との両立や就労に関する相談窓口は，都道府県がん診療連携拠点病院および地域がん診療連携拠点病院のがん相談支援センターや，その他がん治療を行っている病院の相談室だけでなく，公共職業安定所（ハローワーク），産業保健総合支援センター（さんぽセンター）などさまざまな機関で行われています．

まとめ

がんに罹患し，そのまま仕事を辞めてしまうのは簡単ですが，辞めてしまった瞬間に収入は途絶えてしまいます．雇用保険の基本手当を受給

する手段もありますが，基本手当の受給をするには「ハローワークに来所し，求職の申し込みを行い，就職しようとする積極的な意思があり，いつでも就職できる能力があるにもかかわらず，本人やハローワークの努力によっても，職業に就くことができない「失業の状態」にあること」が前提であり，治療中の患者さんは対象外となる場合があります．また，受給期間も決まっています（受給期間の延長手続きをとることは可能）．

就労支援にかかわる職種は今や多岐にわたっています．本稿で紹介した産業医やハローワークだけでなく，がん相談支援センターの相談員や，治療を担当している主治医や看護師も患者さんにとっての相談者となります．ぜひ相談してみてください．相談してから辞めることを決めても遅くはありません．

（小野貴史）

🔍 文　献

1) 厚生労働省：長期療養者就職支援事業（がん患者等就職支援対策事業）．[https://www.mhlw.go.jp/stf/seisakunitsuite/bunya/0000065173.html]

③ がん患者ができる節約：医療費削減のためにできる小さなこと

1）がんを予防する（予防できるがんもある？早期発見には？）
① 総　論

　本稿では，がんの予防について説明します．

　なお，がんと喫煙・アルコールの関係については，別項目に分けて詳細を述べます（喫煙：pp. 156〜159，アルコール：pp. 160〜162）．

　また，がんの原因については「Ⅰ-0-3）がんの原因について」（pp. 9〜12）をご参照ください．

Ⅰ 世界におけるがんリスクの評価

　国際的ながんリスクの評価は世界保健機関（WHO）の外部組織であるInternational Agency for Research on Cancer（IARC：国際がん研究機関）が中心となって行われています．しかし，生活環境や背景が異なる欧米中心の研究結果が日本人に当てはまるとは限らないのが現状です．

Ⅱ 本邦におけるがん予防のエビデンス

　本邦においては，日本人に即したがん予防ガイドライン「日本人のためのがん予防法」が提示されています[1)2)]．

　日本人のがんの予防にとって，「禁煙」「節酒」「食生活」「身体活動」「適正体重の維持」「感染」の6つの要因が重要ですが，このなかで感染以外の5つの生活習慣は日々の生活で心がけることができる内容ともいえます．これらの習慣の多くは，脳血管疾患や心筋梗塞などの循環器疾患，糖尿病なども防ぐことができ，健康寿命を延ばすことにつながります．

　そして，この5つの生活習慣を実践することで，がん罹患のリスクは半減するとされており，普段の生活で大いに取り入れるべき内容と思われます[3)]．

　さらに，感染経路が明らかなウイルス感染の予防も重要です．例を挙げますと，肝がんの原因の一つとなるB型肝炎ウイルス（HBV）は，ウイル

スに感染している人の血液，または体液を介して感染するとされています．

 普段の生活で取り入れるべき5つの健康習慣

本稿では，「禁煙」「節酒」「食生活」「身体活動」「適正体重の維持」について説明します．このなかで「禁煙」「節酒」は稿を改めて詳細に説明します（禁煙：pp. 156〜159，節酒：pp. 160〜162）．

1．喫　煙

喫煙は20種類以上のがんのリスク，特に肺がん，頭頸部がん，食道がんなどのリスクを上昇させると報告されています[4]．喫煙は発がん以外にも，脳血管疾患，心筋梗塞などの循環器疾患，慢性閉塞性肺疾患の発生にも関与します．受動喫煙も肺がんのリスク増大因子であると考えられています．たばこは吸わない，現在吸っている人は速やかに禁煙することが望まれます．

2．飲　酒

IARCの2007年の報告では，飲酒は口腔・咽頭・喉頭・食道・肝臓・大腸がんと女性の乳がんの原因となるとされています．また，アルコールそのものに発がん性があり，少量の飲酒で赤くなる体質の2型アルデヒド脱水素酵素の働きが弱い人では，アルコール代謝産物のアセトアルデヒドが食道がんの原因とされています[5]．

3．食生活を見直すこと

高塩分食は慢性腎不全や高血圧の増悪因子であり，かつ胃がんのリスクを増加させるといわれています．減塩（厚生労働省策定「日本人の食事摂取基準（2020年版）」では，高血圧の予防，治療のためには，1日あたりの食塩摂取量を6 g/日未満の食塩摂取量に近づくことを目標とすべきとしています（※2015年は男性8.0 g未満，女性7.0 g未満）），「野菜と果物の摂取（健康日本21では，1日あたり野菜を350 gとることを目標）」「熱すぎる飲み物や食べ物摂取に注意（口腔や食道の粘膜を傷つけないようにする）」を心がけましょう[6)7)]．

4．身体の活動

日本人を対象としたあるコホート研究では，仕事や運動などからの身

体活動量が高いほど，がん全体の発生リスクが低くなるとされています[8]．身体活動量を上げることは，生活習慣病(糖尿病や循環器疾患など)の予防効果もあるので，運動習慣をもつことがすすめられます．

5. 適正体重の維持

　肥満は，大腸や乳房(閉経後)，食道，子宮体部，腎臓，膵臓の各部位のがん発生のリスクを上げることが報告されています．中高年期男性の適正なBMI(肥満度：body mass index)値は21〜27，中高年期女性では21〜25とされています[2]．

＜BMIの計算式＞BMI値＝体重(kg)÷(身長(m)×身長(m))

(山﨑知子)

🔍 文　献

1) 国立がん研究センター　がん情報サービス：科学的根拠に基づくがん予防．
2) 国立がん研究センター　社会と健康研究センター　予防研究グループ：日本人のためのがん予防法．
3) Sasazuki S, et al：Combined impact of five lifestyle factors and subsequent risk of cancer：the Japan Public Health Center Study. Prev Med, 54(2)：112-116, 2012.
4) Secretan B, et al：A review of human carcinogens—Part E：tobacco, areca nut, alcohol, coal smoke, and salted fish. Lancet Oncol, 10(11)：1033-1034, 2009.
5) LoConte NK, et al：Alcohol and Cancer：A Statement of the American Society of Clinical Oncology. J Clin Oncol, 36(1)：83-93, 2018.
6) 厚生労働省：日本人の食事摂取基準(2015年版)の概要．2015.
7) 厚生労働省：日本人の食事摂取基準(2020年版)「日本人の食事摂取基準」策定検討会報告書．2020.
8) Inoue M, et al：Daily total physical activity level and total cancer risk in men and women：results from a large-scale population-based cohort study in Japan. Am J Epidemiol, 168(4)：391-403, 2008.

③ がん患者ができる節約：医療費削減のためにできる小さなこと

1）がんを予防する（予防できるがんもある？早期発見には？）
② 禁煙でがんは予防できる？
—たばことがんの関係について—

Ⅰ　はじめに

2017 年 10 月に策定された，「がん対策推進基本計画（第 3 期）」では，たばこ対策が，がん予防のための重要な施策として挙げられています[1]．

具体的には令和 4 年（2022 年）度までに，禁煙希望者が禁煙することにより，成人喫煙率を 12% とすること，妊娠中の喫煙をなくすことおよび 20 歳未満の者の喫煙をなくすことを目標としています．

たばこの煙には，約 70 種類の発がん性物質，約 200 種の有害物質，5,300 種類以上の化学物質が含まれています．一次予防にも「禁煙」が明記されており，たばこは，吸わない，吸っている場合はやめる，やめたら再開しない，受動喫煙（自分がたばこに火をつけて吸うのではなくても，他人の吸っているたばこの煙を吸ってしまうこと）を防ぐことが重要です．

Ⅱ　日本における喫煙率

2018 年における日本の喫煙率は，男性 29.0%，女性 8.1% とされています．男性は 1995 年以降，女性は 2004 年以降ゆるやかな減少傾向にあります[2]．

Ⅲ　海外における喫煙率

WHO では，世界の 2016 年の喫煙率が男性 33.7%，女性 6.2% と報告しています[3]．東ヨーロッパや，ロシア，中国，東南アジアで喫煙率が高い状況です．

Ⅳ　たばこと病気の関係

喫煙は，発がん以外にも，循環器疾患，脳血管障害などさまざまな疾患の原因となります．表 1 にたばこと全身の疾患の関係をまとめます．

表1 たばこと全身の疾患の関係

	主な疾患
循環器疾患	• 高血圧症 • 虚血性心疾患(狭心症, 急性心筋梗塞など) • 腹部大動脈瘤 • 閉塞性動脈硬化症 • 閉塞性血栓性血管炎 • 心房細動など
脳血管疾患	• 脳血管疾患(脳梗塞・クモ膜下出血など)
呼吸器疾患	• COPD(慢性閉塞性肺疾患) • 気腫合併肺線維症 • 自然気胸など
代謝性疾患	• 糖尿病
消化管疾患	• 胃食道逆流症 • 胃・十二指腸潰瘍 • 炎症性腸疾患 • 急性膵炎, 慢性膵炎 • 慢性肝炎 • 胆石症 • 炎症性腸疾患など
腎疾患	• 慢性腎不全など
アレルギー疾患	• 気管支喘息など
産婦人科疾患	• 胎児発育不全 • 産科疾患の増加(自然流産率の増加など) • 新生児の先天異常など
認知症, 精神疾患	• アルツハイマー型認知症など
皮膚症状	• メラニン, しわが目立つ • アトピー性皮膚炎など
耳鼻咽喉科疾患	• 嗄声, ポリープ様声帯 • 感音難聴 • 頭頸部感染症など
歯周疾患	• 歯周炎 • 歯肉炎 • う蝕(むし歯)など

(文献4より)

表2	腫瘍の発生部位と発がん性
たばこ煙	口腔，口腔咽頭，鼻咽頭，下咽頭，食道，胃，結腸，直腸，肝胆道系，膵臓，鼻腔，副鼻腔，喉頭，肺，子宮頸部，卵巣，腎臓，腎盂，尿管，膀胱，骨髄性白血病，リンパ腫
受動喫煙	肺

（文献7, 9より）

 たばことがんの関係

　日本の研究では，がんになった人のうち，男性で約30％，女性で約5％はたばこが原因だと考えられています[5]．また，日本人を対象とした複数の研究のデータに基づくと，喫煙者のがん死亡のリスクは，非喫煙者とくらべ男性2倍，女性1.6倍程度と予測されます．

　また，非喫煙女性の肺がんのリスクは，夫が喫煙者の場合には非喫煙者の夫の場合と比較して，1.3倍高いと報告されています[6]．

　2020年のWHOの報告では，毎年240万人がたばこが原因のがんによって死亡する[8]とされました．腫瘍の発生部位と発がん性について表2にまとめました[7)9)]．

　とくに肺がんでは，喫煙は最も強いリスク因子となります．肺がんの患者さんの80～90％で喫煙が関連していると報告され[10]，また，受動喫煙も肺がんのリスク増大因子とされます．

　しかし，禁煙をすることで肺がんのリスクを20～90％減少させるといわれるため，禁煙を試みることは有用です[11]．

　がん発症をきっかけに，禁煙を試みる方は多いです．しかし，努力のうえ，禁煙に成功しても，治療終了とともに喫煙を再開する人もいます．二次がんやがん以外の疾患を防ぐためにも，禁煙を継続することが重要です．

 禁煙外来について

　自身で禁煙が困難な場合は，禁煙外来の紹介も考慮します．日本禁煙学会ホームページには禁煙治療に保険が使える医療機関のリストが記載されていますので，参考にしてみてください[12]．

（山﨑知子）

🔍 文　献

1) 厚生労働省：がん対策推進基本計画(第3期)．2017.
2) 国立がん研究センターがん　情報サービス：がん統計　喫煙率.
3) World Health Organization：WHO global report on trends in prevalence of tobacco use 2000-2025, third edition.
4) 日本禁煙学会編：禁煙学. 改訂4版. 南山堂，2019.
5) Inoue M, et al：Attributable causes of cancer in Japan in 2005—systematic assessment to estimate current burden of cancer attributable to known preventable risk factors in Japan. Ann Oncol, 23(5)：1362-1369, 2012.
6) Taylor R, et al：Meta-analysis of studies of passive smoking and lung cancer：effects of study type and continent. Int J Epidemiol, 36(5)：1048-1059, 2007.
7) Secretan B, et al：A review of human carcinogens—Part E：tobacco, areca nut, alcohol, coal smoke, and salted fish. Lancet Oncol, 10(11)：1033-1034, 2009.
8) WHO：Tobacco use causes almost one third of cancer deaths in the WHO European Region. 2020.
9) Vineis P, et al：Tobacco and cancer：recent epidemiological evidence. J Nat Cancer Inst, 96(2)：99-106, 2004.
10) Walser T, et al：Smoking and lung cancer：the role of inflammation. Proc Am Thorac Soc, 5(8)：811-815, 2008.
11) Samet JM：Health benefits of smoking cessation. Clin Chest Med, 12(4)：669-679, 1991.
12) 日本禁煙学会：日本禁煙学会ホームページ　禁煙治療に保険が使える医療機関. [http://www.jstc.or.jp/modules/diagnosis/index.php?content_id=1]

③がん患者ができる節約：医療費削減のためにできる小さなこと

１）がんを予防する(予防できるがんもある？早期発見には？)
③禁酒でがんは予防できる？
**　─アルコールとがんの関係について─**

本稿では，アルコールとがんの関連を中心に説明します．

アルコールとがんの関係

世界において，毎年，約330万人がアルコールが原因で亡くなっています[1]．

2016年の報告では，世界の新規がん患者の5.5%はアルコールが原因とされています[2]．また，1日あたりの平均アルコール摂取量が，純エタノール量で23g未満の人に比べ，46g以上の場合で40%程度，69g以上で60%程度，がんになるリスクが高くなると報告されています[3]．

アルコールと一部のがんとの関係はすでに報告されており，頭頸部がん(口腔がん，咽頭がん，喉頭がん)，食道がん，肝がん，大腸がんや女性の乳がんとの関係がいわれています．また，二次がん発症のリスクも上昇するとされます[4]．

アルコールについて

アルコールによる身体や精神に対する影響は，酒の量ではなく，酒に含まれる純アルコール量(通常g数で表します)が基準となります．

1．純アルコール量の計算

酒のラベルには，中に含まれるアルコールの度数が書かれており，この度数は，体積パーセント(%)を意味します．

<例：サッポロ生ビール黒ラベル　500mLの場合(アルコールは5%)>

度数5または5%のビールとは，100mLに，純アルコールが5mL含まれているビールということです．500mLのビールに含まれている純アルコール量は，アルコールの比重も考慮して，以下のように計算します．

表1 主な酒類の純アルコール量の換算

酒の種類	ビール (中びん1本・ 500 mL)	清酒 (1合・ 180 mL)	ウイスキー (ダブル1杯・ 60 mL)	焼酎(35度) (1合・ 180 mL)	ワイン (1杯・ 120 mL)
アルコール度数	5%	15%	43%	35%	12%
純アルコール量	20 g	22 g	20 g	50 g	12 g

表2 主な酒類の1単位(純アルコール量20 g)の酒量

ビール(アルコール度数5度):中びん1本・500 mL
日本酒(アルコール度数15度):1合・180 mL
焼酎(アルコール度数25度):0.6合・約110 mL
ウイスキー(アルコール度数43度):ダブル1杯・60 mL
ワイン(アルコール度数14度):1/4本・約180 mL
缶チューハイ(アルコール度数5度):ロング缶1缶・500 mL

＜純アルコール量の求め方＞

酒の量(mL)×度数または%÷100×0.8(アルコールの比重)=純アルコール量(g)

例:ビール500(mL)×0.05(アルコール5%)×0.8(アルコールの比重)=20(g)

　主な酒類の純アルコール量の換算表を表1に示します.

2. 適切なアルコール量とは

　正常のアルコール代謝能を有する日本人においては,「節度ある適度な飲酒量」は,1日平均純アルコール量で約20 g程度であるとされます[5].これが,酒の1単位となります.表2に主な酒類の1単位の酒量をまとめました.

　本邦におけるヘビードリンカー(多量飲酒者)の定義は,アルコール性肝障害診断基準　2011年版では1日あたり平均純アルコール量で約60 gを超えるものを指します[6].

まとめ

　アルコールと一部のがんとの関係はすでに示されています．アルコールの適度な量，適切な飲み方を理解することが欠かせないと考えます．

（山﨑知子）

文　献

1) World Health Organization：Alcohol.〔https://www.who.int/health-topics/alcohol#tab=tab_1 2020.〕

2) Praud D, et al：Cancer incidence and mortality attributable to alcohol consumption. Int J Cancer, 138(6)：1380-1387, 2016.

3) Inoue M, et al：Impact of alcohol intake on total mortality and mortality from major causes in Japan：a pooled analysis of six large-scale cohort studies. J Epidemiol Community Health, 66(5)：448-456, 2012.

4) LoConte NK, et al：Alcohol and Cancer：A Statement of the American Society of Clinical Oncology. J Clin Oncol, 36(1)：83-93, 2018.

5) 厚生労働省：eヘルスネット　飲酒のガイドライン．〔https://www.e-healthnet.mhlw.go.jp/information/alcohol/a-03-003.html〕

6) アルコール性肝障害診断基準　2011年版．〔http://www.kanen.ncgm.go.jp/cont/010/sankou.html〕

1）がんを予防する（予防できるがんもある？早期発見には？）
④ 検診について（市区町村のがん検診）

Ⅰ はじめに

　日本では国民の2人に1人ががんになり，3人に1人ががんで亡くなっています．

　現在，わが国では，がんは死亡原因の第1位となっています（「0-1）がんの疫学―日本におけるがん発生の状況―」（pp. 2～5）参照）．診断と治療の進歩により，一部のがんでは早期発見，早期治療が可能となりつつあります．がん検診は，正しい方法で正しく行うことにより，がんによる死亡を減少させることができます．

　厚生労働省では，「がん予防重点健康教育及びがん検診実施のための指針」（平成20年（2008年）3月31日付け健発第0331058号厚生労働省健康局長通知別添）を定め，市区町村によるがん検診を推進しています（表1）[1]．がん検診に加えて，がんについて正しい知識（がん予防重点健康教育）を得ることも重要です（表2）[2]．そのためには，正確な情報を理解してもらうことが欠かせません．

　市区町村では，健康増進法に基づいて，がん検診を実施しています．ほとんどの市区町村では，がん検診の費用の多くを公費で負担しており，一部の自己負担でがん検診を受けることができます．また，勤務先や加入する健康保険組合などでもがん検診を実施している場合があります．がん検診について市区町村のホームページや勤務先での確認も行いましょう．

　検診を受けたら，その結果を生かすことが重要です．また，定期的に検診を受けることが欠かせません．

表1 市区町村で行うがん検診の内容

胃がん	2年に1回 (受診機会は毎年設定)	50歳以上, 上限年齢なし	問診および胃部X線検査または,胃内視鏡検査のいずれか
大腸がん	毎年	40歳以上, 上限年齢なし	問診および便潜血検査
肺がん	毎年	40歳以上, 上限年齢なし	質問(問診),胸部X線検査および喀痰細胞診※ ※喀痰細胞診の対象者は,質問の結果,原則として50歳以上で喫煙指数(1日本数×年数)600以上であることが判明した者(過去における喫煙者を含む)
乳がん	2年に1回 (受診機会は毎年設定)	40歳以上, 上限年齢なし	問診および乳房X線検査
子宮頸がん	2年に1回 (受診機会は毎年設定)	20歳以上, 上限年齢なし	問診,視診,子宮頸部の細胞診および内診

(文献2より作成)

表2 がん予防重点健康教育

(1) 胃がんに関する正しい知識ならびに胃がんと食生活,喫煙,ヘリコバクター・ピロリの感染などとの関係を理解する
(2) 子宮頸がんおよび子宮体がんに関する正しい知識および子宮頸がんとヒトパピローマウイルスへの感染との関係を理解する
(3) 肺がんに関する正しい知識および肺がんと喫煙との関係を理解する
(4) 乳がんに関する正しい知識および乳がんの自己触診の方法などについて理解する
(5) 大腸がんに関する正しい知識および大腸がんと食生活などとの関係を理解する

(文献2より作成)

がん検診について

　がん検診では,「がんの疑いあり(要精検)」か「がんの疑いなし(精検不要)」を調べ,「要精検」の場合には精密検査を受けることとなります.がん検診は,「がんがある」「がんがない」ということが判明するまでのすべての過程を指します[3].図1にがん検診の流れを示します.

　2021年2月現在,国が推奨するがん検診は次の5種類となります.

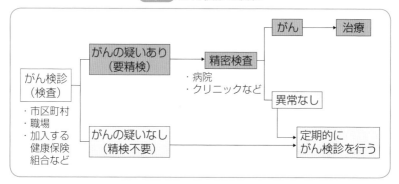

図1 がん検診の流れ

- 胃がん検診
- 大腸がん検診
- 肺がん検診
- 乳がん検診
- 子宮頸がん検診

Ⅲ がん検診の目的

　がんを早期発見し，適切な治療を行うことで，がんによる死亡を減らすことが，がん検診の目的です．検診は症状のない人が対象となります．がん検診を行うことの長所は，がんの早期発見につながること，短所はがんが100％みつかるわけではないことなどです．

Ⅳ 日本におけるがん検診受診率の現状について

　日本におけるがん検診の受診率については，これまでのがん対策推進基本計画において，50％以上を目標に掲げています．日本全体のがん検診の受診率（推計値）として，「国民生活基礎調査」による国および都道府県別がん検診受診率のデータがあります[4]．がん検診の受診率の推移を表3[5]に挙げます．2019年度における，日本でのがん検診受診率は約40〜50％となっております[4]．

　また，がん検診未施行の理由を図2に挙げました[6]．理由としては，「受ける時間がないから」「健康に自信があるから」などが上位を占めています．

表3 がん検診受診率の推移

男性

検診名	2010年	2013年	2016年	2019年
胃がん（40〜69歳）	36.6%	45.8%	46.4%	48.0%
肺がん（40〜69歳）	26.4%	47.5%	51.0%	53.4%
大腸がん（40〜69歳）	28.1%	41.4%	44.5%	47.8%

女性

検診名	2010年	2013年	2016年	2019年
胃がん（40〜69歳）	28.3%	33.8%	35.6%	37.1%
肺がん（40〜69歳）	23.0%	37.4%	41.7%	45.6%
大腸がん（40〜69歳）	23.9%	34.5%	38.5%	40.9%
乳がん（40〜69歳）	39.1%	43.4%	44.9%	47.4%
子宮（頸）がん（20〜69歳）	37.7%	42.1%	42.3%	43.7%

（文献2より作成）

　受診率向上のためには，検診の意義・目的の理解，検診実施体制の問題の解決（がん検診を行うまでの手間を省く），検診費用の問題，検診方法の理解や不安を解決することが重要といえます．また，検診を受け，要精検になった際，精検検査がスムーズに行える仕組みつくりも重要です．

検診によるがんの発見率

　厚生労働省の「平成29年度地域保健・健康増進事業報告」では，平成28年（2016年）度にがん検診を受けた人のなかで，要精密検査は1.53〜6.8%，要精密検査該当者のうち，がんが発見されたのは1.50〜4.15%でした[7]．

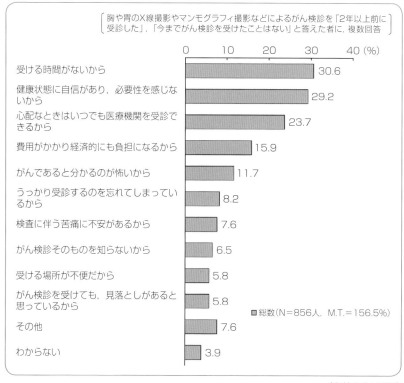

図2 がん検診未施行の理由

胸や胃のX線撮影やマンモグラフィ撮影などによるがん検診を「2年以上前に受診した」,「今までがん検診を受けたことはない」と答えた者に,複数回答

理由	(%)
受ける時間がないから	30.6
健康状態に自信があり,必要性を感じないから	29.2
心配なときはいつでも医療機関を受診できるから	23.7
費用がかかり経済的にも負担になるから	15.9
がんであると分かるのが怖いから	11.7
うっかり受診するのを忘れてしまっているから	8.2
検査に伴う苦痛に不安があるから	7.6
がん検診そのものを知らないから	6.5
受ける場所が不便だから	5.8
がん検診を受けても,見落としがあると思っているから	5.8
その他	7.6
わからない	3.9

■総数(N=856人,M.T.=156.5%)

（文献6より引用）

Ⅵ 海外におけるがん検診受診率

　日本のがん検診受診率は,欧米に比較しても低いものとなっています.欧米では乳がん,子宮がんの検診率が70%を超えているのにもかかわらず[8],日本は低い水準にとどまっています.

Ⅶ まとめ

　すべてのがんで,検診の有効性が示されているわけではありません.しかし,がん検診は,正しい方法を理解し,正しく行うことが重要と考えます.

（山﨑知子）

🔍 文　献

1) 厚生労働省：がん検診．〔https://www.mhlw.go.jp/stf/seisakunitsuite/bunya/0000059490.html〕
2) 厚生労働省：がん予防重点健康教育及びがん検診実施のための指針（平成28年2月4日一部改正）．〔https://www.mhlw.go.jp/file/06-Seisakujouhou-10900000-Kenkoukyoku/0000111662.pdf〕
3) 国立がん研究センター　がん情報サービス：がん検診　まず知っておきたいこと．〔https://ganjoho.jp/public/pre_scr/screening/about_scr01.html〕
4) 厚生労働省：平成28年　国民生活基礎調査の概況．〔https://www.mhlw.go.jp/toukei/saikin/hw/k-tyosa/k-tyosa16/index.html〕
5) 国立がん研究センター　がん情報サービス：がん登録・統計　がん検診受診率．〔https://ganjoho.jp/reg_stat/statistics/dl_screening/index.html#a16〕
6) 内閣府：平成28年度がん対策に関する世論調査．〔https://survey.gov-online.go.jp/h28/h28-gantaisaku/index.html〕
7) 厚生労働省：平成29年度地域保健・健康増進事業報告の概況．〔https://www.mhlw.go.jp/toukei/saikin/hw/c-hoken/17/index.html〕
8) OECD：OECD Health Statistics 2018.

③ がん患者ができる節約：医療費削減のためにできる小さなこと

1）がんを予防する（予防できるがんもある？早期発見には？）
⑤ 歯科受診

　がん治療と歯科は，一見すると関係ないように思えますが，実はとても関係があります．

　主に，以下の3つのことが明らかになっています．

1. 手術前の歯科医院での口腔ケアが，がん手術後患者の術後肺炎発症率や術後肺炎による死亡率を減少させます．

2. 抗がん薬治療中の発熱のリスクを減少させます．

3. 定期的な歯科受診と口腔ケアにより，要介護リスクと，死亡リスクを減少できます．

　ここでは，これらの理由と注意点について説明します．

I 頭頸部の特徴

　頭頸部には，「食べる」「飲み込む」「息をする」「会話をする（コミュニケーション）」「唾液の分泌」「味わう」などさまざまな機能があります．

　また，構造も複雑であり，顎骨や歯のかたい組織と，歯肉や舌，粘膜，唾液腺などのやわらかい組織とが混在している状況です．

　口腔内に取り込まれた食べ物は，味覚によって味わい，噛むことで（咀嚼），唾液と混和し，食塊を形成し，嚥下されて，のど（咽頭）に送り込まれます．

　唾液の分泌量は1日1.0〜1.5Lといわれ，消化作用，粘膜保護作用，潤滑作用，抗菌作用，洗浄作用などがあります．

　口の中には多くの細菌が存在し，その数は700種類以上ともいわれています．この細菌が歯をはじめとした口腔全体に存在します．細菌が薄い膜状に覆っている（バイオフィルムという）状況です．このバイオフィルムの代表的なものが歯石・歯垢（プラーク）です．これらは歯科医院で歯石除去やクリーニングをしなければ除去できません．

う蝕(むし歯)や歯周炎は，これらの細菌により引き起こされます．早期発見されたう蝕であれば，治療回数も少なく治すことができますが，進行すると膿瘍(膿んだ状態)を形成し治療に時間がかかります．さらに，抵抗力が低下したときは，感染源となり発熱や全身状態の悪化につながります．

歯周炎は，歯肉や歯槽骨が，歯垢(プラーク)内の細菌の毒素によって破壊される病気です．

口腔衛生状態が不良で重度の歯周炎の場合，口腔衛生状態が良好・歯周炎が軽度の人と比べると菌血症になる割合が増えるといわれています[1]．

菌血症とは，本来無菌である血液中に細菌が入り込む病気を指します．免疫が正常であれば，自身の免疫が細菌を排除することで，一過性の菌血症で終わりますが，がん治療により免疫抑制状態にあるときは，菌血症から感染性心内膜炎，敗血症という命にかかわる重症に陥ります．

これら菌血症の原因となる，う蝕・歯周炎などの口腔衛生状態の改善とそれを維持するために，歯科衛生士による歯石・歯垢(プラーク)の除去を行い，衛生管理を行いやすい環境整備をすること，さらに歯磨き指導を行い，みなさんにセルフケアを十分に行っていただくことが最も大切です．そして，定期的に歯科医院を受診し，メンテナンスをすることが重要です．

 ## 手術前の口腔ケアが術後肺炎を減少させるのはどうして？

近年，歯科医院による手術前口腔ケアが，唾液中の細菌量を減らすことにより，がん手術後患者の術後肺炎発症率や術後肺炎による死亡率を減少させることが明らかになりました．

一般的には，がん手術直後の患者さんの体力は低下し，一時的に肺炎にかかりやすくなります．重症化すると死亡率が増加し入院日数が延びることが，過去の研究で報告されています．発症の原因の一つとして，口腔内や咽頭に常在する細菌を含む唾液を気管内に誤嚥してしまうこと

があります．歯科医・歯科衛生士が手術前に口腔ケアを実施することにより，口腔内の清潔を保ち，唾液中の細菌量を減らすことにより，術後肺炎の発症を低減できると報告されています[2]．

 Ⅲ 口腔ケアが抗がん薬治療中の発熱リスクを減らすのはどうして？

抗がん薬治療時の好中球減少時の発熱の21.3％が口腔由来といわれています[3]．よって，抗がん薬治療時の口腔ケアはこのようなリスクを減らすことが見込まれます．

背景として，健常時は無症状でも，手術・抗がん薬治療・放射線治療などで全身状態が一時的にせよ悪化することにより，口腔内の細菌が肺炎や口腔粘膜炎の重症化の原因となり，治療後の回復を遅らせるためと考えます[4]．

 Ⅳ 定期的な歯科受診と口腔ケアにより要介護リスク・死亡リスクを減少できるのはどうして？

近年，健康長寿のために「フレイル」という概念がいわれています．フレイルとは，加齢における健康状態と要介護状態の間に位置する虚弱な状態のことです．この「フレイル」から健康なほうへ少しでも戻すことができるかどうかで，将来，要介護状態になることをできるだけ遅らせ，歳を重ねても自立した生活ができ，健康を維持して，人生を充実したものにできるかどうかが決まってきます．

がん治療で入院しているときは普段より活動性が低下するので，この「フレイル」の状態になりやすいといわれています．

この「フレイル」と，お口の状態が非常に関係しているということが注目されています．

「オーラルフレイル」という，お口の中の虚弱が，要介護状態，寝たきりの状態になることを早めてしまう重大な原因とされています．オーラルフレイルの前兆を表1に挙げます．こうしたお口にかかわる些細な衰えが，その先のフレイル，そして要介護状態，寝たきり状態…と負のス

表 1 オーラルフレイルの前兆

□食事のときにむせたり，食べこぼす（お茶や汁物でむせることがある）
□食欲がなく，少ししか食べられない
□やわらかいものばかり食べている
□以前より滑舌が悪くなった．舌がなめらかに回らなくなった．
□口の中が乾きやすく，口臭が気になる．
□自分の歯が少なくなってきた（20 本未満）
□あごの力が弱くなってきた（半年前に比べてかたいものが噛みにくくなった）
□口の周りの容姿が気になる

パイラルにつながっていくとされています．

　オーラルフレイルがすすむと，口腔機能低下症という段階になり，自分で食べ物を噛み砕いて飲み込むことが難しくなる摂食嚥下障害という状態に陥ります．

　東京大学高齢社会総合研究機構の調査によると，オーラルフレイルが認められた高齢者は 4 年後の身体的フレイルの発症リスクが 2.4 倍，要介護リスクが 2.4 倍，死亡リスクが 2.2 倍に跳ね上がります[5]．

　これを予防するには歯科に月 1 回受診するなどの，生活改善が必要です．

　加齢によるフレイル対策をするには，40 歳台の頃からきちんとした生活習慣と栄養摂取方法を実践していく生活が必要です．

　従来の歯科の現場は「痛みを取る」「歯をキチンと並べ，そろえること」が治療のゴールとされていました．しかし，「食べ物を噛んで飲み込む」「会話がスムーズにできる」といった口腔機能を重視した考え方が徐々に広がってきています．若いうちからお口の健康に対する意識をしっかりともち，気をつけておくことが不可欠です．

　歯科受診をおろそかにして 40 歳台から放置されてきたお口の中は，驚くほど環境が悪化しています．40〜50 歳台からオーラルフレイルが始まるともいわれており，早い段階からの口腔ケアが欠かせません．

　高齢者にも，口腔管理・定期的な歯科受診・検診は重要です．何年も前に作った義歯が合わなくなっているのに使い続けている人も多いですし，食べこぼしや噛みにくさを感じているのに歳のせいだと放置している人も見受けられます．ちょっとした不調で歯科に行くのはおっくうと

思いがちですが，定期的に歯科に行く習慣をもち，かかりつけ歯科医を
みつけておくことは重要です．お口の健康を重要な項目ととらえ，自分
で自分のお口を守り，がん治療中に問題なく治療ができるよう，そして，
がん治療後の生活を充実させることが重要です．

（臼渕公敏）

🔍 文　献

1) Chang Y, et al：Improved oral hygiene care is associated with decreased risk of occurrence for atrial fibrillation and heart failure：A nationwide population-based cohort study. Eur J Prev Cardiol, 27(17)：1835-1845, 2020.

2) Ishimaru M, et al：Preoperative oral care and effect on postoperative complications after major cancer surgery. Br J Surg, 105(12)：1688-1696, 2018.

3) Toussaint E, et al：Causes of fever in cancer patients(prospective study over 477 episodes). Suppor Care Cancer, 14(7)：763-769, 2006.

4) Kubota K, et al：Professional oral health care reduces oral mucositis pain in patients treated by superselective intra-arterial chemotherapy concurrent with radiotherapy for oral cancer. Support Care Cancer, 23(11)：3323-3329, 2015.

5) Tanaka T, et al：Oral Frailty as a Risk Factor for Physical Frailty and Mortality in Community-Dwelling Elderly. J Gerontol A Biol Sci Med Sci, 73(12)：1661-1667, 2018.

③ **がん患者ができる節約：医療費削減のためにできる小さなこと**

２）効率よく病院を受診しましょう
―患者力を高める―
① 総　論

Ⅰ　患者力とは

　近年，インターネットの普及により患者さん自身も多くの医療情報を検索・収集することが可能になりました．また，同時に患者さん自身がSNSなどを通じて情報発信する機会も増えてきました．そのようななかで「患者力」という言葉を聞く機会があると思います．それでは「患者力」とは何を意味しているのでしょうか．

　病院の診療風景の一つとして，こんな場面をよくご覧になったことがないでしょうか．医療者が，がん患者さんと治療方針を考えようとしても，「よくわからないから，先生や看護師さんたちにお任せします…」というような返答を耳にすることがあります．病気を自分事としてとらえられず，治療やその後の生活に関しても自分自身の希望や気持ちを伝えずに主体性を欠いてしまっている患者さんと出会うこともあります．知識がないのは当たり前ですが，では，何でも自分で調べて自分で決めることが「患者力」があるということでしょうか．自分の病気としっかりと向き合い，治療選択や生き方の選択のなかで主体性をもつことは必要な要素だとは思います．ただ，主体性をもてるということだけで，「患者力」があるということにはならないと思います．

　一方で，テキサス大学 MD Anderson Cancer Center の腫瘍内科教授の上野氏は，著書「一流患者と三流患者　医療者から最高の医療を引き出す心得」(朝日新書)[1]のなかで次のように述べています．一流患者さんとは，「医者まかせにせず，自分自身から医者にコミットし，最適かつ最良の医療を医者や病院から引き出せる患者さん」と表記しています．一方で，二流患者さんとは，「医者に質問しない受け身の患者さん」と述べています．医者に文句も言わないし，質問もしない，医者や病院にとっ

てはやりやすい患者さんですが，その立ち位置が必ずしも満足度の高い治療を引き出せるとは限らないとしています．また，同書のなかで医療者とのコミュニケーションの重要性についても述べています．その一文を引用させていただくと，「私の考える『いい医者』は，どんな困難な状況でも患者さんとともに歩んでくれる医者，です．いい医者は患者さんに真摯に向き合います．（略）コミュニケーションを重視して，治療の根拠もしっかり説明してくれるものです．」としています．コミュニケーションというのは一方向性のものではないため，医療者と患者さんの双方向で築き上げ，よりよき医療を作り出していくものだと考えます．

先にも述べたようにインターネットで多くの医療情報が手に入ると同時に，医療情報が氾濫している状況でもあります．がん患者さんは診断されたときから，いや診断される前の検査の段階からも多くの不安に苛まれています．世の中には，そういった不安につけ込むように誇大広告で患者さんをひきつけ，治療効果の確認されていない治療が提供されている事実もあります．そのようななかで正しい医療情報を取捨選択し，不確かな情報に振り回されない力も必要です．このような情報に振り回され，多くの時間やお金を費やしてしまうことが，患者さんの考える「満足のいく治療」につながらないことが容易に予測されるからです．

ここまで述べてきた通り，「患者力」の必要な要素として，患者さん自身の主体性，医療者とのコミュニケーション力，医療情報に対してのリテラシー（物事を正確に理解し，活用できること）を挙げてきました．各々の要素があることが必要なことだと思いますが，主体性があるから「患者力」がある…とか，医療情報に振り回されないから，医療者としっかりコミュニケーションをとれるから「患者力」があるという認識ではありません．これらの要素をふまえて，患者力とは，「自分の病気を医療者まかせにせず，自分事として受け止めて，多くの知識を習得し，医療者と十分なコミュニケーションを通じて信頼関係を築き，人生を自分らしく生きる患者の姿勢」と定義しています．

Ⅱ 患者力を高めるコツ，メリット

それでは，どのようなことに気をつけていくと「患者力」を高めてい

くことができるのでしょうか. 「患者力」を高めていくコツとして先に述べた3つの要素を挙げていきます.

- 医療情報を吟味する力
- 主体性をもって病気と向き合う力
- コミュニケーションをとる力

　これらの解説を行いながら，患者力を高めるコツやメリットについて述べさせていただきます.

　まず，医療情報を吟味する力を高めるには，どのようにすればよいでしょうか. 現代はパソコンのみならずスマートフォンでもインターネットに容易にアクセスすることができ，多くの情報を目にすることができると思います. もちろんここで述べている情報というのは自分で収集してくる医療情報のほかに，医師から提示される治療方法に関しても同様です. インターネットにあふれている医療情報には，不確かで信憑性に乏しい情報が多いのが現実です. また，そのような情報を検索しているとき，患者さんの多くはがんという診断を受けた状況であったり，治療の副作用で苦しんでいたり，治療の効果が乏しくなっているような状況など，心が揺れていることが予測されます. そんな状態では，冷静な判断をしていくことが難しいことは容易に予測されます. 患者さんのご家族も同様だと思いますが，一人で冷静に情報を集めることが難しくても，医療者と一緒に相談していくことで不確かな情報から距離をとり，よりよい治療に向き合うことができると思います. そのためにも，医師に限らず看護師や薬剤師，医療ソーシャルワーカー（medical social worker；MSW）ともコミュニケーションをとり信頼関係を築き上げることで，一緒に情報を吟味し検討していくのはどうでしょうか. そのなかで大切なことは，自分は不安のなかで少しでもよい治療を模索して情報収集をしていたことや，医療者を信頼していないわけではないことなどを伝えておくと，より相談しやすい環境ができると思います. また，調べた広告やインターネットのページを印刷して持参することも，医療者に情報が伝わりやすくなるため，筆者自身も患者さんに調べた情報などがあれば持参していただくようにすすめています.

　また，医療情報を吟味するという意味では，医療者から提供された治

療方法においても同様です．例えば，A という治療法のみを提案された場合，他の治療法はどうだろう？　別の方法はないのだろうか？　と懐疑的な気持ちをもつことは大切です．もちろん，このような状況においてもコミュニケーション力は大切です．この治療法を選択することで，どのような生活を送ることができるのか，どのような副作用が予測されるのかを理解していくことで，自分自身の決断で治療と向き合っていくことができます．時には医師から同時にいくつかの治療方法を提案されることもあると思います．A という治療方法は B という治療方法より5% 治療効果が高いです．でも副作用は A という薬剤には○○があり，B という薬剤には△△があります…．そう説明されてもどうしてよいかわからないときもあると思います．むしろ，わからないときのほうが多いのではないでしょうか．5% の治療効果の上乗せ？　副作用の違い？どのように治療選択の決断に盛り込めばいいのでしょうか．そのようなときは医療者にそれぞれの治療法の根拠を確認したうえで，あらためて自分自身と向き合ってみてください．病気を自分事としてとらえ，自分は病気と向き合いながらどのように生きていきたいか，どのように暮らしていきたいかを考えてみることです．仕事をしながら治療をしていきたいからこの治療法を選択する，副作用が強くても少しでも治療効果が高い方法を選びたいからこちらの治療法を選択する…というように主体性をもっていくべきだと思います．

　このように「患者力」を高めていこうとするプロセスのなかで，主体性をもって病気と向き合い，医療者ともよきコミュニケーションをとり，医療情報を整理し納得して治療に向き合っていくことができると思います．その結果として，よりよき医療を医療者から引き出し，治療選択のなかで患者さん自身の価値観を反映させていくことができ，自分らしい人生を送ることができると思います．

（守田　亮）

🔍 文　献

1) 上野直人：一流患者と三流患者　医者から最高の医療を引き出す心得．朝日新聞出版，2016.

③ がん患者ができる節約：医療費削減のためにできる小さなこと

2）効率よく病院を受診しましょう
―患者力を高める―
② 効率よく，自分の症状を伝えるには？

I　副作用や気になる症状の記録には，治療日誌を活用

　抗がん薬や放射線治療などのがん治療を受けている期間は，副作用だけでなく，なにかと気になる症状が出てくることがあります．細かい症状の内容や，いつ症状が出てきたか，どんな対処をしたかなどを次の病院の受診まで覚えておき，診察のときに正確に伝えるのはなかなか難しいかもしれません．

　そんなときに役に立つのが，**治療日誌(ダイアリー)**です．医師や看護師，薬剤師から治療の説明の際に渡されることが多いかと思います．製薬会社が抗がん薬ごとに作成したものや，病院独自のものなど種類はさまざまありますが，自分で使いやすいと感じたものを使用するとよいでしょう．書くスペースがなくなったら，病院のスタッフに伝えると新しいものがもらえます．

　治療日誌は，薬の種類や副作用によってチェック項目が異なる場合があります(表1)．例えば，高血圧の副作用がよく知られている抗がん薬の場合，治療日誌には血圧を記入する欄や，血圧の測り方が載っていることが多く，その薬で起こりやすい副作用について重点的にチェックすることができます．メモ欄もあり，気づいたことや心配なこと，次の診察のときに確認したいことを書くこともできます(図1)．

II　なぜ，副作用の情報が大切なのか？

　どんな症状がいつ出て，どのくらいのつらさだったかということは，副作用の原因やその対策を考えるときや，治療スケジュールの見直しなど，医療者が患者さんのつらい症状を和らげるために非常に重要な情報です．

表1 治療日誌で載っていること，チェックできることの例
（製薬会社や医療機関によっても異なります）

- 治療内容・スケジュール
- 治療による副作用の説明
- 体調チェック項目
  - 体温，体重，血圧など
  - 吐き気，食欲の有無など（抗がん薬による吐き気などの影響）
  - 便秘，下痢など（抗がん薬による便通への影響）
  - だるさ，疲れやすさなど（抗がん薬によるだるさ（倦怠感）などの影響）
  - 手足や顔などの皮膚の症状（抗がん薬による皮膚への影響）
- 病院に連絡が必要な症状
- 病院，薬局など緊急時の連絡先

図1 治療日誌の例

日付		/	/	/	/	/	/	/	/	/
治療した日										
体温										
体重										
血圧	最大									
	最小									
吐き気										
嘔吐										
便秘	排便回数									
	下剤の使用									
下痢	回数									
	下痢止めの使用									
皮膚	湿疹									
	ひび割れ									
	かゆみ									
	爪の症状									
だるさ										

　抗がん薬にはそれぞれ副作用の出やすい時期が知られており，例えば，吐き気は抗がん薬投与直後に出るものと少し遅れて出てくるものがあり，対処方法や効果のある吐き気止めの薬などはそれぞれ異なります．また，たいていの抗がん薬では，投与後1週間から2週間程度でか

らだの抵抗力が下がり，熱などが出やすくなったり，感染症にかかりやすくなったりします．しかし，抗がん薬投与中や投与直後に熱が出る場合もあり，このときは抵抗力の低下ではなく，インフュージョンリアクション（投与時反応）というからだの反応が原因であることがあります．この2つも，同じ「熱」という症状ではありますが，対処法は異なります．このように，抗がん薬などの薬を使ったタイミングと，からだに症状が出てきた時期との前後関係によって，症状と薬が関係ありそうなのか，他の原因のせいでからだに症状が起こっているのかの判断が変わってきます．繰り返しとなりますが，いつ頃から症状が出たのか，ということは，症状の原因を考えるうえでの大きなヒントとなります．治療中も自分のからだのことをしっかり把握するために，治療日誌を活用しましょう．

これまでにかかった病気やアレルギーなどをまとめておくと便利

　抗がん薬治療中にからだに起こる症状は，すべて抗がん薬のせいとは限りません．以前からの持病や，抗がん薬以外の薬に対するアレルギー反応の場合もあります．もしも，これらの症状がすべて抗がん薬のせいだと考えられてしまうと，せっかく効いている治療が中断されたり，場合によっては治療そのものをやめなければならないこともあります．

　そんな事態を避けるために，これまでにかかったことがある病気（既往歴）や，現在治療中の病気（とくにがん治療中の病院以外で治療を受けたり，薬をもらったりしている場合），薬や食べ物，その他のもの（ゴム製品でかぶれる，アルコール消毒で皮膚が赤くなるなど）のアレルギーに関する情報をまとめておくと，がん治療を受ける際にも役立ちます．お薬手帳には，これまでの病気について書く欄や，アレルギーについて書く欄などがあるものもあります（図2）．お薬手帳の活用の方法については，「Ⅰ-3-2）-③薬の管理　Ⅰ.活用しよう，お薬手帳」（pp.184〜186）もご参照ください．

　これまでにかかった病気の情報は，①いつ，②なんの病気と言われ（病

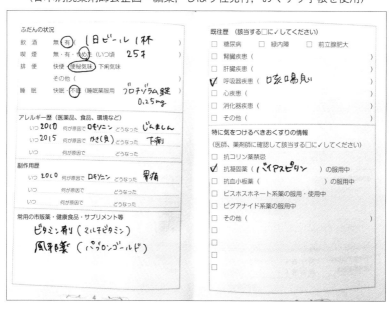

図2 これまでにかかった病気やアレルギーのまとめ方
（日本病院薬剤師会企画・編集，じほう社発行，おくすり手帳を使用）

名），③現在も治療や通院を続けているかどうか，④何か薬を使用しているか，がわかるようにしておくとよいでしょう．薬のアレルギー歴は，自己判断ではなく，病院などで「この薬のアレルギーです」と言われたものを書くようにしましょう．自分ではアレルギーだと思っていても，実は薬の副作用だったり，薬の飲み合わせの問題だったりすることもあります．

Ⅳ 医療者に，自分の症状を伝えるコツは？

これまでは，自分のからだに起こったことなどを「記録しておく」ことについてお伝えしてきました．次は，診察室や治療室で，自分のからだに起こった症状をどのように医療者へ伝えるかについて考えていきたいと思います．

限られた診察時間のなかで，前回診察を受けてから今までの間に自分の身に起こったことをすべて伝えることは難しく，「先生も忙しいからこんなことを言っても…」と気後れしてしまうことがあるかもしれません．そんなときは，この3つのいずれかを試してみるとよいでしょう．①自分にとって大変だった・つらかった症状，上位3つを伝える．

②食事がとれなかった，思うように動けなかったなど，生活や仕事に支障が出たことについて伝える.

③看護師や薬剤師など，医師以外の職種にも伝える.

いずれも，最初に解説した治療日誌があるとスムーズに話をしやすいかもしれません.

①の自分にとって大変だった，つらかった症状というのは，医療者が最も気にしているところです．治療を受けている本人がつらいと感じる症状はなるべく和らげたいと考えていますので，つらい症状があるときは我慢せず伝えるようにしましょう.

②の生活や仕事への支障についても同様です．とくに外来通院での治療の場合，日常生活と治療のバランスが非常に重要です．治療による，からだや気持ちへのダメージが日常生活をおびやかすような場合には，追加の副作用対策を行ったり，治療をいったんお休みして体調を整えることもあります．日常生活への影響を伝えるには，お風呂に入るのもしんどかった，着替えは自分でできるけれど家事は人にやってもらっていたなど，生活のどの部分にどの程度の支障が出たかを詳しく伝えると，医療者側もあなたの家での生活をイメージしやすくなります.

③のように，看護師や薬剤師など，医師以外の医療者に症状を伝えることも有効です．待合室や治療室などにいる看護師，薬剤師の誰か一人にでも情報が伝われば，医療チームのなかで情報共有をして，適切な対応をとることができます．通院治療にかかわるスタッフはみな忙しそうに見えるかもしれませんが，声をかけられて迷惑と感じることはありません．医療者のほうからお声がけするように心がけていますが，気になることがあるときは，ぜひ自分から声をかけてみましょう.

 ## 連絡・受診が必要な症状の確認を！

通院治療中の患者さんから言われることが多いのが「こんなことくらいで連絡してもよいのかどうか迷った」「どのような症状が出たら病院に連絡したらよいのかわからなかった」です．抗がん薬治療が始まる前に医療者から説明がある場合もありますが，なかったときは積極的に質問

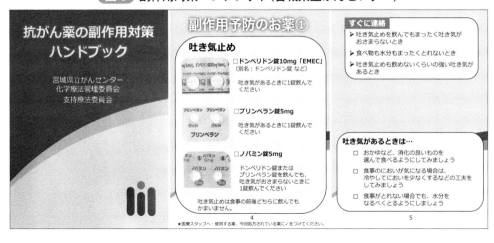

図3 副作用対策パンフレット（宮城県立がんセンター）

してみましょう．安心して治療を受けることができます．

　病院や診療科，受けている治療の種類によっても異なりますが，連絡や受診が必要になることが多い症状として「発熱」が挙げられます．抗がん薬治療中に発熱があった場合，からだの抵抗力が低下して，感染症を起こしている可能性があります．他にも，冬場はインフルエンザ，昨今では新型コロナウイルス感染症などの可能性もありますので，すぐに受診するのではなく，治療を受けている病院にまず連絡するように，としている病院が多いです．自分の病院ではどのように対応することになっているのかを確認してみましょう．

　最初に解説した「治療日誌」には，この連絡・受診が必要な症状について説明があり，判断の助けになります．また，病院によっては，副作用が起こったときに使う薬を，あらかじめ処方しているところもあります．宮城県立がんセンターでは，図3のような，副作用が起こったときに使う薬のパンフレットを作成し，どんなときにどの薬を飲めばよいのかなどを薬剤師が説明しています．処方された薬とセットにしておくと，いざというときに役に立ちます．

（土屋雅美）

③ がん患者ができる節約：医療費削減のためにできる小さなこと

2）効率よく病院を受診しましょう
　　—患者力を高める—
③ 薬の管理

Ⅰ 活用しよう，お薬手帳

　病院や薬局で薬をもらったときに渡されるお薬手帳，うまく活用できていますか？　お薬手帳は，あなたの薬やからだのことをまとめて管理してくれる優れたツールです．最近は，スマートフォンなどから利用できる電子お薬手帳なども出てきています．ここでは，今でも多く使われている紙のお薬手帳の活用方法についてご紹介していきたいと思います．

　お薬手帳に書かれているのは，薬の名前や飲み方だけではないことを知っていましたか？　薬が何日分，どこの病院から処方され，どこの薬局で調剤されているかなどの情報が載っています．最近では，病院で抗がん薬の治療を受けたときに，治療内容をお薬手帳や紙に記載して情報提供を行う病院も増えてきました．お薬手帳は，あなたのからだの中に入ってくる薬のことが一目でわかる，大変便利な道具なのです（図1）．

　お薬手帳を，病院ごとに分けている方もいますが，できれば1冊にまとめて管理することが望ましいです（図2）．病院では，自分のところで出した薬のことは把握していても，他の病院から出された薬の情報はわからないことが多く，そのときに役立つのがお薬手帳だからです（表1）．胃薬や整腸剤など，気づかないうちに同じような薬が複数の病院から出されていることもあります．それをチェックし，必要な薬が出ているかどうか，同じ効果の薬が重ねて出されていないかどうかを確認するのが，薬剤師の重要な仕事の一つです．

図1 お薬手帳の使用例①
（処方内容や薬局名などは架空のものです）

日付	連絡内容	記載者
2020 10/3	バイアスピリン錠100mg 1錠 1日1回 朝食後 28日分	
	アムロジピンOD錠5mg 1錠 1日1回 夕食後 28日分	
	のだやま薬局 薬剤師 土屋雅美	
☆	インフルエンザの予防接種を ご検討下さい。	
11/10	ドラッグストアで風邪薬を 買いました。 ● パブロンゴールド	

日付	連絡内容	記載者

おくすりの履歴、医療機関や薬局からの情報、あなたの気付いたこと（症状、質問事項など）

薬局の薬剤師からの書き込みや，自分で買った薬のメモなども載せるとよいでしょう．

図2 お薬手帳の使用例②

● 受診の記録

▶ 年 月 日	医療機関名・電話番号	医師名等
／／		
／／		
／／		
／／		
／／		
／／		
／／		
／／		
／／		
／／		
／／		
／／		
／／		
／／		
／／		
／／		
／／		
／／		

様 　　調剤日 H30/08/08

▶ 医療機関
　薬品名・用法　　　　　　　分量・日数
　　　　　　　　　先生
ロキソプロフェンナトリウム錠60mg「日」　3錠
　今までにアスピリンやその他の解熱剤、鎮痛
　剤などを飲んで、喘息が出たことのある方は
　必ずお知らせください。
　胃腸障害を少なくするために食直後または食
　後に飲んでください。
　　【般】ロキソプロフェンNa錠60mg
ブチルスコポラミン臭化物錠10mg「ツル」　3錠
　　【般】ブチルスコポラミン臭化物錠10mg
内服　分3　毎食後　　　　　　　　　　7日分

受付番号：137
平成31年 2月 4日　　　　　さんのお薬
医療機関名：
保険医氏名：　　　　　　　　　　　　　　　先生
[1]ロルカム錠4mg　　　　　　　　　　3錠
[2]サンバゾン錠50mg　　　　　　　　　3錠
[3]レバミピド錠100mg「オーツカ」　　3錠
1日3回　毎食後　　　　　　　　　×7日分
効能）消炎・鎮痛剤[1]、筋緊張緩和剤[2]、胃炎、胃潰
瘍治療薬[3]
[4]ロキソプロフェンNaテープ 100mg「三笠」10cm
×14cm　　　　　　　　　　　　　35 枚
1日1回　腰部　　　　　　　　　　×1 調剤
効能）消炎・鎮痛剤[4]

複数の医療機関からお薬をもらっている場合でも，お薬手帳は1冊にまとめたほうがよいでしょう．

表1 お薬手帳活用5か条

①つねに持ち歩きましょう
　出先で具合が悪くなったとき，万一の事故や災害のときなどにも役立ちます

②薬や体調のことなど，気になることは書き込みましょう
　薬が飲みづらかった，飲んでみたら体調が悪くなった，などなんでも

③複数の病院にかかっていても1冊にまとめましょう
　まとめて管理することが大切です

④一般用医薬品，健康食品，サプリメントについても書いておきましょう
　市販の薬や健康食品，サプリメントも飲み合わせが問題になることも

⑤医療機関にかかるときは必ず持参を
　お薬手帳は大事な治療のパートナーです

Ⅱ 残った薬，ちゃんと数えていますか？

「もらった薬が次の受診までに飲み切らずに余ってしまった」そんなことはありませんか？　飲み忘れや，少し多めにもらったものが積もり積もって，もう症状がないから実は飲んでいなくて…など，さまざまな理由で薬は残ることがあります．この余ってしまった薬のことを「残薬」と呼び，医療費や飲み間違い防止などの点から近年注目されています．飲み忘れたことを先生に伝えたら怒られてしまいそう，せっかく薬を出してくれた先生に失礼だから言えない，そんな気持ちをもたれるかもしれませんが，大丈夫です．飲み忘れは誰にでも起こりうるので，少なくする工夫をしていけばよいのです．怒られて飲み忘れがなくなるなんてことはありません．また，不要な薬で医療費の負担が増えるのは決して好ましいことではありません．

受診のときに薬がどのくらい残っているかをメモにしてもってくるだけで，その分を調節して，次回分の薬を出してもらうことができます．また，薬が飲みづらくて余ってしまう，薬を飲むタイミングが生活リズムと合わなくて飲み忘れてしまう，などの悩みがある場合も，薬剤師が相談に乗りますので，病院や薬局の薬剤師にお気軽にお伝えください．

その薬，飲みづらくないですか？

　薬が余ってしまう原因の一つに，薬の飲みづらさが挙げられます．例えば，薬が大きすぎて飲み込みづらい，粉薬(錠剤，カプセル剤)が苦手で飲みづらい，嚥下(飲み込み)の機能が低下しており，飲み込むとむせたり，つかえてしまったりするなど，さまざまな飲みづらさがあります．

　こんなときも，薬剤師に相談してみてください．薬を割ったり，砕いたりして飲んでもよいかどうかの判断や，薬を小さくしたり，別のかたちに変えられるかどうか(カプセル→粉薬，錠剤→貼り薬など)，オブラートや服薬補助ゼリーのおすすめなど，薬の飲みづらさを改善するための工夫はたくさんあります．飲みづらい薬を毎日飲まなければならないのは，がん治療だけでも大変なところに，さらに負担になってしまうことがあります．ぜひ，薬剤師にご相談ください．

Ⅳ　がん治療の連携，薬局もうまく活用しよう

　近年，「薬薬連携」といって，病院と薬局で一緒に勉強会をしたり，情報のやりとりを活発にしたりして，より連携を深めてがん治療にかかわっていこう，という世の中の流れがあります．今後，「専門医療機関連携薬局」という，がん治療などの専門的な治療にも病院と連携しながら対応する薬局が増える見込みであり，薬局でも，病院で受けたがん治療のことについて相談できるような環境が徐々に整ってきています．

　病院によっては，通院治療中の方に，抗がん薬，吐き気止め，アレルギー止めなど，病院で行われたがん治療の内容をお薬手帳や紙に印刷してお渡しするという取り組みを行っているところがあります(図3)．病院で渡された抗がん薬治療の内容について，薬をもらう院外の薬局にみせると，副作用の説明や体調の確認，飲み合わせの確認など，薬局でもきめ細かな確認をしてもらうことができます．

　薬局によっては，「テレフォンフォローアップ」といって，次の病院受診までの間に，体調や副作用確認の電話をかけてくれることもあります．通っている薬局がテレフォンフォローアップに対応しているか，一度確認しておくとよいかもしれないですね．

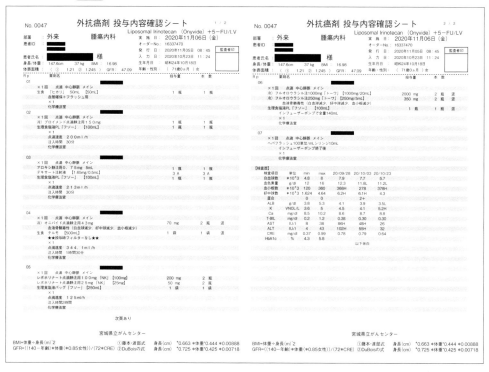

図3 宮城県立がんセンター外来化学療法室での治療情報提供書

食事や健康食品と薬，飲み合わせは大丈夫？

　薬と薬の飲み合わせがあるのと同じように，食事や健康食品，サプリメントと薬にも飲み合わせ（相互作用）があることはご存知でしょうか？「普段の食事だから…」「健康食品は薬じゃないから…」と思っている方も多いのですが，実は食事や健康食品などと薬の間にも，飲み合わせに注意しなければいけないものがたくさんあります．

　まず，薬と食べ物の飲み合わせについてです．有名なところでは，納豆とワルファリンカリウム（血液を固まりにくくする薬）や，カルシウム拮抗薬と呼ばれる血圧の薬とグレープフルーツジュースなどが挙げられます．グレープフルーツジュースは，含まれる成分が，腸の中に存在する薬の分解酵素の働きを邪魔してしまい，薬の分解が遅れることによって副作用が出やすくなるということが知られています．血圧の薬だけで

はなく，一部の抗がん薬や吐き気止めの薬などでも影響が出ることがあるため，新しい薬を飲み始めるときには薬剤師に確認しておきましょう．他にも，ぜんそくの薬とカフェインや，一部の抗菌薬と牛乳など，組み合わせは薬によってさまざまです．インターネットのサイト(一般社団法人 くすりの適正使用協議会：くすりと食品の相互作用．https://www.rad-ar.or.jp/use/guidance/interaction/index.html)なども参考にしてみましょう．

薬と健康食品，サプリメントも飲み合わせがあることが知られています．セイヨウオトギリソウ(セントジョーンズワート)という成分の入ったサプリメントでは，一部の薬の分解を早めてしまい，効き目が低下する可能性があります．一部の抗菌薬とカルシウムやマグネシウムなどが含まれるサプリメントは，抗菌薬の効き目が低下することがあるために一緒に飲まないことが推奨されています．

健康食品やサプリメントを使用することで，現在受けている治療の効果が低下してしまったり，副作用が強く出てしまったりすることがあり，最終的には治療を受けている患者さん本人が困ってしまうことになります．健康食品などの使用に際しては，医師や薬剤師に必ず確認してからにしましょう．

Ⅵ ジェネリック医薬品(後発医薬品)について

「ジェネリック医薬品」は「後発医薬品」ともいい，最初に開発された新薬の特許が切れたあとに販売される，新薬と有効成分が同じ薬のことを指します．特許が切れていますので価格は新薬よりも安くなります．値段のメリットのほかにも，より飲みやすいようにさまざまな工夫がされているものもあります．例えば，小型化や味の改良，新薬は錠剤だけだったものがゼリー状や口で溶けるシート状の薬になるなど，新しい技術によって，飲みやすさや飲み間違いを防ぐ工夫が行われているものも多くなっています．

(土屋雅美)

患者さんから
よくある質問で学ぶ
―知っておきたいがん治療の実際―

明細書の見方を教えてください

病院の明細書は，厚生労働省により「保険医療機関及び保険薬局に交付が義務付けられる領収証は，医科診療報酬及び歯科診療報酬にあっては点数表の各部単位で，調剤報酬にあっては点数表の各節単位で金額の内訳の分かるものとする」と決められています．

図1に提示した別紙様式1は各医療機関の医科診療報酬の標準様式となります．それぞれの医療機関で明細書の様式が違っていますが，ここでは別紙様式1の形を使用し説明します(図1)．

領収証の各項目にある「点」とは診療報酬点数のことです．領収証では診療報酬点数表をもとに，行われた診療行為の点数を加算していきます．1点＝10円で計算しています．

領収証の各項目の内容は下記のとおりです．

(ア)初・再診料

保険医療機関において初めて診察を行った際は「初診料」が，初回の診察では治らず再び同じ病院で診察を行った際は「再診料」の点数が算定されます．

(イ)入院料等

「入院基本料」「入院基本料等加算」「特定入院料」などの入院にかかわる点数が算定されます．

(ウ)医学管理等

治療の計画を立て，必要な管理や指導が行われた際の点数が算定されます．

(エ)在宅医療

「在宅患者診療・指導料」「在宅療養指導管理料」などの自宅で療養を行っている患者さんに往診を行った際の点数が算定されます．

(オ)検　査

「検体検査料」「生体検査料」などの血液検査や超音波検査などを行っ

図1 別紙様式1 領収証

領 収 証

患者番号	入・外	領収書No.	発行日		
			年 月 日		

受診科	氏名	様	請求期間（入院の場合）	負担割合	区分
			年 月 日 ～ 年 月 日	本・家	

費用区分						

保険

初・再診料	入院料等	医学管理等	在宅医療	検査	画像診断	投薬
（ア）　　点	（イ）　　点	（ウ）　　点	（エ）　　点	（オ）　　点	（カ）　　点	（キ）　　点

注射	リハビリテーション	精神科専門療法	処置	手術	麻酔	放射線治療
（ク）　　点	（ケ）　　点	（コ）　　点	（サ）　　点	（シ）　　点	（ス）　　点	（セ）　　点

病理診断	診断群分類（DPC）	食事療養	生活療養
（ソ）　　点	（タ）　　点	（チ）　　円	（ツ）　　円

保険外負担

評価療養・選定療養	その他
（テ）　　（内訳）	（内訳）

	保険	保険（食事・生活）	保険外負担
合計	円	（ト）　　円	円
負担額	円	円	円
領収額合計	円	円	円

※厚生労働省が定める診療報酬や薬価等には、医療機関等が仕入れ時に負担する消費税が反映されています。

東京都○○区○○ ○-○-○-○
○○○病院　○○ ○○ ○○

領収印

（文献1より）

た際の点数が算定されます.

(カ)画像診断

　「エックス線診断料」「核医学診断料」「コンピューター断層撮影診断料」などのX線撮影や写真診断，CT撮影を行った際の点数が算定されます.

(キ)投　薬

　「調剤料」「処方料」などの薬の調剤や，医師が薬の種類や量などを指示した際の点数が算定されます.

(ク)注　射

　「注射料」「薬剤料」などの注射を行った際の点数が算定されます.

(ケ)リハビリテーション

　リハビリテーションを行った際の点数が「リハビリテーション料」として算定されます.

(コ)精神科専門療法

　精神科にて，「入院精神療法」「精神科ショート・ケア」「精神科訪問看護・指導料」などを行った際の点数が算定されます.

(サ)処　置

　創傷処置や酸素吸入，ストーマ処置などの各処置を行った際の点数が「処置料」として算定されます.

(シ)手　術

　手術にかかわる費用の点数が「手術料」として算定されます.

(ス)麻　酔

　「麻酔料」「神経ブロック料」などの麻酔を行った際の点数が算定されます.

(セ)放射線治療

　「放射線治療管理料」「粒子線治療」などの放射線治療を行った際の点数が算定されます.

(ソ)病理診断

　患者さんから排出された，もしくは採取した検体で病理組織標本作製を行った際の「病理標本作製料」，その病理標本を病理診断した際の「病

理診断・判断料」の点数が算定されます.

(タ)診断群分類(DPC)

　DPC対象病院にその対象疾患で入院した際,診断群分類区分に応じた1日あたりの定額の点数が算定されます.従来の出来高払いによる算定ではなく包括払いとなります.

(チ)食事療養

　入院中の食費です.「点」ではなく「円」で記載しています.

　「Ⅰ.-1.-1)がんになったらどのくらいお金がかかるの？　Ⅴ.入院中の食費」(p.28)で説明した標準負担額が患者さんの負担額となります.残りの金額は食事療養費として保険給付されます.

(ツ)生活療養

　医療療養病床に入院している65歳以上の患者さんの生活療養(光熱水)にかかる費用です.「点」ではなく「円」で記載しています.自己負担以外の部分は入院時生活療養費として保険給付されます.

(テ)評価療養・選定療養[4]

　「評価療養」および「選定療養」を受けたときには,療養全体にかかる費用のうち基礎的部分については保険給付され,特別料金部分については全額自己負担となります.

＜評価療養＞

• 先進医療
• 医薬品,医療機器,再生医療等製品の治験にかかわる診療
• 医薬品医療機器法承認後で保険収載前の医薬品,医療機器,再生医療等製品の使用
• 薬価基準収載医薬品の適応外使用
  (用法・用量・効能・効果の一部変更の承認申請がなされたもの)
• 保険適用医療機器,再生医療等製品の適応外使用
  (使用目的・効能・効果などの一部変更の承認申請がなされたもの)

＜選定療養＞

• 特別の療養環境(差額ベッド)
• 歯科の金合金等

- 金属床総義歯
- 予約診療
- 時間外診療
- 大病院の初診
- 小児う蝕(むし歯)の指導管理
- 大病院の再診
- 180 日以上の入院
- 制限回数を超える医療行為

(ト)合計・負担額

　保険適用前の金額が「合計」に，保険適用後の金額が「負担額」に記載されます．患者さんの支払いは「領収額合計」になります．

（小野貴史）

🔍 文　献

1) 厚生労働省：医療費の内容の分かる領収証及び個別の診療報酬の算定項目の分かる明細書の交付について．令和 2 年 3 月 5 日　厚生労働省保険局長通知．
2) 厚生労働省：令和 2 年度診療報酬改定について．〔https://www.mhlw.go.jp/stf/seisakunitsuite/bunya/0000188411_00027.html〕
3) 小野　章：診療点数早見表　2020 年 4 月版．pp. 1-842, 医学通信社中央法規出版，2020.
4) 厚生労働省：先進医療の概要について　厚生労働大臣の定める「評価療養」及び「選定療養」とは．〔https://www.mhlw.go.jp/stf/seisakunitsuite/bunya/kenkou_iryou/iryouhoken/sensiniryo/index.html〕

自治体の助成金について教えてください
① ウィッグ，人工乳房，妊孕性温存など

　　近年，がん治療をサポートするための自治体の助成金制度が拡充してきており，例えば抗がん薬治療や放射線治療による脱毛をカバーするためのウィッグ（かつら）の購入に対する助成金や，乳がんの手術後に使用する人工乳房などの乳房補正具の購入助成金制度を設ける自治体が増えてきました．また，がん治療後に子どもをもちたいという希望がある場合に，精子や卵子，受精卵（胚）を凍結保存する妊孕性温存治療に対する相談窓口を設置する病院や，助成金制度を設ける自治体も出てきました．これらの制度は，他の助成制度などと同じように，自分で申請を行ってはじめて助成金が交付されるため，これらの情報を知っているかどうかが大きな分かれ目になります．通っている病院にがん相談支援センターがある場合，そこで情報が得られることもあります．がん治療が決まったら，一度相談してみましょう．また，申請の期限についても，ウィッグや人工乳房を購入したその年度末，妊孕性温存治療も治療を受けたその年度末までに申請すればよい自治体が多いため，年度の変わり目までであればさかのぼって申請することも可能な場合もあります．慌てずに，申請の準備を行いましょう．

Ⅰ ウィッグ（かつら）の購入助成金について

　一部の抗がん薬治療や，頭部への放射線照射を受けると，副作用として脱毛が生じることがあります．見た目の変化に対応するためにウィッグ（かつら）や帽子を使用する方が多いのではないでしょうか．比較的安価に購入できる帽子とは違い，ウィッグは高価な印象があるかと思いますが，ウィッグは素材や作り方によって値段が大きく異なります．例えば人毛のウィッグは高価ですし，人工毛（化学繊維）であれば比較的安価です．高いものが必ず必要なわけではありませんので，使用頻度や使う

表 1 がん患者医療用ウィッグ購入費助成事業（宮城県仙台市）助成条件

次の 1 から 7 のすべてにあてはまる方
 1. 仙台市内に住民票がある方
 2. がんと診断され，現在治療中または過去に治療を受けたことのある方
 3. がん治療に伴う脱毛により，治療と就労や社会参加等の両立に支障が出る，
  または出るおそれのある方
 4. 世帯の市民税のうち所得割課税年額が 304, 200 円未満の方※
  ※住民票上の世帯の構成員のうち収入がある方の所得割課税年額の合算額
 5. 過去に本市及び他の自治体の医療用ウィッグの購入費助成を受けていない方
 6. 市税の滞納がない方
 7. 暴力団等と関係を有していない方

（文献 1 より引用）

場面，値段などを考慮して，購入を検討してもよいかと思います．

ウィッグを購入する際に役に立つのが，自治体などが出している助成金です．例えば宮城県では，35 市町村のうち 31 市町村にウィッグの助成金制度があり（2020 年 11 月現在），お住まいの市町村がこの助成金制度を設けている場合に利用することができます．細かい条件などは自治体によって異なりますが，例えば宮城県仙台市の場合は，表 1 のような条件を満たす場合に申請が可能であり，ウィッグの購入費用（ウィッグ本体価格＋消費税）の 2 分の 1 の額（上限 20,000 円）が支給されます．対象となるウィッグは，対象年度内に購入した全頭用のウィッグ（フルウィッグ）で，部分用ウィッグや毛髪付帽子タイプは対象外となります．医療用に限らず，どんな種類のウィッグでも助成金の対象となります．申請はウィッグを購入した後で，ウィッグ購入の領収書や，がん治療を受けていることがわかる書類（治療方針計画書，抗がん薬使用の同意書，抗がん薬の名前が記載されている診療明細書やお薬手帳など），所定の申請書類などを準備し，役所へ提出します[1]．このような制度を知っていると，ウィッグを買う際にも，値段に関する抵抗感や心配ごとが少なくなるかもしれません．お住まいの自治体のウェブサイトなどを，ぜひチェックしてみるとよいでしょう．

乳房補正具の購入助成金について

乳がんの手術で乳房を切除した方が使用する補正下着や補正パッド，

また人工乳房などを購入する際にも，自治体の助成金制度を利用できる場合があります．宮城県内では，35 市町村のうち 10 市町村で乳房補正具の購入助成金制度があり（2020 年 11 月現在），その自治体に住んでいる方であれば利用が可能です．自治体によっては，人工乳房のみが助成の対象となり，補正下着は対象外の場合があります．お住まいの自治体のウェブサイトなどを確認のうえ，手続きをするとよいでしょう．

Ⅲ 妊孕性温存に関する助成金について

　抗がん薬や放射線の治療により，女性では卵巣の，男性では精子や精巣の働きが低下して，妊娠を成立させるはたらき（妊孕性）に影響が出ることがあります．抗がん薬の種類や，放射線を当てる部位によってもその影響は異なりますが，がん治療後に子どもをもつ可能性がある，子どもをもちたいという希望がある場合などは，治療を開始する前に，妊孕性温存治療を行う必要があります．これは，卵子や精子，受精卵（胚）の凍結保存をすることにより，将来の妊娠出産に備えるものです．パートナーがいる場合はいずれも選択することができますし，その時点ではパートナーがいない場合は，卵子や精子のみを凍結保存することができます．詳しくは日本がん・生殖医療学会のウェブサイト（http://www.j-sfp.org/fertility/fertility.html）などをご覧ください．

　この妊孕性温存治療に対する助成金制度が全国でも広がりつつあります．2020 年 9 月現在，全国で 30 の自治体がこの助成金制度を導入し，がん治療前に行う妊孕性温存治療の支援が行われています．例えば宮城県の場合，小児・AYA（思春期・若年期）世代のがん患者さんを対象に，指定医療機関で行う生殖機能温存治療の実施に関する意思決定のためのカウンセリング費用と，生殖機能温存治療費用を助成する制度があります（表 2）[2]．

　対象となるのは，妊孕性温存治療を受けるかどうかの意思決定をするためにがん治療の実施前に行うカウンセリング（都道府県がん診療連携拠点病院の生殖医療専門医との面接）と，精子・卵子・卵巣組織を採取し凍結保存すること，または卵子を採取し，受精させ，受精卵（胚）を凍結

表2　宮城県がん患者生殖機能温存治療費助成事業の対象となる条件

次の1から6の要件をすべて満たす方が対象です
1. がん治療により生殖機能が低下する又は失うおそれがあると医師に診断された方（がん以外の疾患に対し，がん治療と同じ治療を行う必要があると医師が診断した方を含む.）
2. カウンセリング又は生殖機能温存治療を開始した日から終了した日までの間において，宮城県内に住所を有している方
3. 生殖機能温存治療実施日における年齢が40歳未満である方
4. 生殖機能温存治療について，治療期間を同じくして宮城県特定不妊治療費助成事業に基づく助成又は市町村が実施する不妊治療費助成事業により助成金等の交付を受けていない方
5. 生殖機能温存治療について，他の法令等の規定により，他都道府県又は市町村の負担による助成を受けていない方

（文献2より引用）

保存することのいずれかで，対象者1人につき1回のみ助成されます.お住まいの自治体によって，助成金制度の有無や条件などは変わりますので，ウェブサイトなどでご確認ください.

　妊孕性温存治療は，がん治療を開始する前に行わなければなりません.がんであると告げられ，治療を始めなければならないという慌ただしい状況のなかで，将来の子どものことについてまで考える余裕がないというのが多くの方の実情です.今はパートナーがいないから必要ない，まだ若いから大丈夫，と思われる方もいるかもしれませんが，がん治療が終わった後の将来のことに，少しだけ思いを巡らせてみること，また，少しでも気がかりがあれば，主治医や生殖医療専門医，看護師などにぜひ相談してみるようにしましょう.

（土屋雅美）

🔍 文　献

1) 仙台市：がん患者医療用ウィッグ購入費助成事業.〔https://www.city.sendai.jp/kenkosesaku-zoshin/kurashi/kenkotofukushi/kenkoiryo/kenshin/oshirase/wig.html〕
2) 宮城県：小児・AYA世代のがん患者さんの生殖機能温存治療費用を助成します.～宮城県がん患者生殖機能温存治療費助成事業～.〔https://www.pref.miyagi.jp/soshiki/kensui/aya-seisyoku.html〕

自治体の助成金について教えてください

②声を失った人のサポートについて

I 喉頭とその機能

　喉頭とは，気管の入り口にある器官で，喉頭蓋と声帯があります（図1）．喉頭には，発声，嚥下，呼吸の3つの重要な機能があります．

　嚥下する際には声帯は閉じ，食物や飲み物が気管に入らないようにします．発声時，声帯は閉じ，吐く息によって声帯を振動させ声を出すことができます．逆に吸気時（息を吸うとき）は，声帯が開きます（図2）．

II 喉頭の全摘出手術をした場合に起こりうること

　頭頸部がん（下咽頭がんや喉頭がんなど）で喉頭全摘出術をした際，声帯がなくなるため，発声ができなくなります．これを失声といいます．空気の通り道も永久気管孔からとなります．そのため，痰の喀出が困難になる，味覚や嗅覚の喪失，嚥下障害，息こらえができなくなること，ふんばれないための排便困難などが生じます．喉頭摘出後のからだの変化を図3，生活の変化を表1にまとめます．頭頸部がんの患者さんは，発声や嚥下，呼吸など生活していくうえで欠かせない機能に障害をきたすことが多く，他のがん種より自殺者が多いといわれています．

　失声の患者さんは，コミュニケーション手段（筆談やメール，代用音声※など）をどうするか，体調が悪いときなどの緊急時の対応をどうするかなどの検討が必要になります．表2に失声の際のコミュニケーション方法についてまとめます．

※代用音声：発声ができない場合の，声にかわる音声的コミュニケーション手段

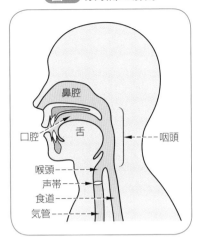

図1 頭頸部の解剖

鼻腔

口腔　舌

咽頭

喉頭

声帯

食道

気管

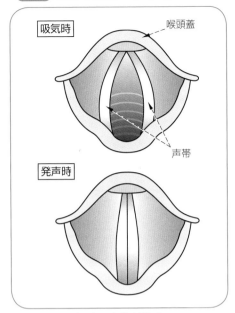

図2 吸気時と発声時の声帯について

吸気時

喉頭蓋

声帯

発声時

吸気時：声帯が開く
発声時：声帯が閉じる

図3 喉頭摘出後のからだの変化

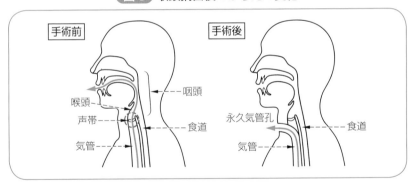

手術前

手術後

咽頭

喉頭

声帯

食道

気管

永久気管孔

食道

気管

手術前：気管（空気の通り道）と食道（食物の通り道）は途中までつながっています.
　　　　食物や唾液は, 口腔から咽頭と食道を経て胃へ送り込まれます.
※食物などが, なんらかの理由で, 誤って喉頭と気管に入ってしまう状態を誤嚥
　と呼びます.
手術後：気管と食道が分離することになります. 永久気管孔が造設され, 呼吸は
　　　　気管孔で行われます. 食事は口腔から食道まで一本でつながります.

表1 喉頭摘出後の生活の変化		
生活の変化	生活で困ること	対応方法
失声 しっせい	• コミュニケーションが 難しい	• 代用音声 • 筆談 • メール
においをかげない 鼻をすすれない	• 危険を察知できない • 味覚の低下	• 嗅覚リハビリテーション
味覚低下	• 生活の質の低下	
気道の加湿，加温が できない	• 気道疾患の誘因(肺炎 など)	• 加湿器を使用 • エプロン • 人工鼻など
重いものを持てない 湯船に肩まで入れない		
鼻をかめない	• 鼻水が垂れてしまう	
うがいができない		
いきめない	• 排便でふんばれない	• 緩下剤で排便を調整するなど
ボディイメージの低下	• 気持ちの落ち込みなど	• 治療前に丁寧に説明する

Ⅲ 失声患者さんの代用音声について
しっせい

　代用音声獲得のリハビリテーションは，喉頭を摘出した患者さんの生活の質(quality of life；QOL)の回復，維持に不可欠となります．喉頭を摘出する手術を受ける患者さん，およびご家族の方には，手術前より喉頭摘出後の生活について，必要な手続きについて，代用音声について十分に説明を行います．

　喉頭摘出後の，声を使う代用音声法は大きく3つ，「①電気式人工喉頭による発声」「②食道発声」「③シャント発声」に分かれます．各々，メリットとデメリットがあります．表2をご参照ください．

表2 代替コミュニケーション手段

		方法	長所	短所
声を使わないコミュニケーション	筆談	紙や筆談器（コミュニケーションボード）を使用する	・無料 ・筆談器がなくても紙で代用可	・長い文章を書くとき大変 ・暗いと難しい
	メール LINE など	携帯電話，スマートフォンを使用する	・手技を獲得すれば筆談より入力速度が速い	・手技に慣れないと難しい
	文字盤	あらかじめ文字やイラストが記載されているものを指さす	・簡単 ・自分でオリジナルのものを作成できる	・伝えられる内容が限られる
声を使うコミュニケーション	電気式人工喉頭	電気の振動を発生させる器械のこと．振動を口の中に響かせ，舌や口の動きで振動音を言葉にして発声することができる	・比較的短期間で習得できることが多い ・器具の音量調整が可能 ・息切れせず，からだの負担が少ない	・声が電気的に作られるため抑揚がつけにくい ・常に器械を持って歩く必要がある ・片手がふさがる
	食道発声	食道に空気を飲み込み，食道入口部の粘膜を声帯の代わりとして振動させる	・習熟すると抑揚のある声を出すことができる ・お金がかからない	・習熟まで時間がかかる ・訓練と体力が必要 ・声の音量が小さい ・高齢者の場合だと習得が難しいことが多い ・手術の様式によっては習得が難しいことが多い
	シャント発声	手術によって，気管と食道をつなぐ器械を挿入する．気管孔を手でふさぎ，肺の空気を食道へ導き発声する	・実用的な声が比較的容易に習得できる ・声質が良い ・流暢で自然なフレーズの長い音節の発声 ・聞き取りやすい	・定期的なメンテナンスや器具交換が必要 ・お金がかかる ・自治体によって助成制度に差がある

表3 喉頭摘出者に関する各種申請制度

	内容	窓口
身体障害者手帳[2]	身体障害者手帳は，身体の機能に一定以上の障害があると認められた方に交付される手帳です．各種福祉サービスを利用するために必要になります． 喉頭摘出者は3級に該当します．	居住地を有する市区町村の障害福祉担当窓口や福祉事務所
日常生活用具給付等事業[3]	身体障害者手帳を有していることで利用できます． 情報・意思疎通支援用具として，電気式人工喉頭などがあります．また，人工鼻（永久気管孔に取り付ける加温加湿機能のあるフィルター（取り付け用シールを含む））の助成もおりることがあります．	居住地を有する市区町村の障害福祉担当窓口や福祉事務所（自治体によって給付条件が異なることがありますので，ご確認ください）

Ⅳ 喉頭摘出者に関する各種申請制度

　喉頭摘出後の失声は，身体障害者手帳3級（音声機能または言語機能の喪失）と認定されます．各種申請制度を表3にまとめました．身体障害者手帳や日常生活用具給付等事業は患者さんまたはご家族自身で居住地を有する市区町村の障害福祉担当窓口や福祉事務所に申請することになります．

　申請方法についてご不明な際は，がん相談支援センターへ相談，または市区町村のホームページなどをご確認ください．

Ⅴ 患者会について

　喉頭摘出で声を失うことは，今までできていたコミュニケーションの喪失につながります．電気式人工喉頭の使用訓練や，食道発声の訓練，患者さんの相互交流や社会復帰へのサポートを行う団体があります．NPO法人 日喉連（日本喉摘者団体連合会）のホームページ[4]には，各地域の発声教室の紹介が掲載されています．

（山﨑知子）

🔍 文　献

1) 宮城県リハビリテーション支援センター：喉頭摘出者のためのコミュニケーションマニュアル．平成 29 年 11 月．〔https://pref.miyagi.jp/uploaded/attachment/649273.pdf〕
2) 厚生労働省：福祉・介護　身体障害者手帳．〔https://www.mhlw.go.jp/stf/seisakunitsuite/bunya/hukushi_kaigo/shougaishahukushi/shougaishatechou/index.html〕
3) 厚生労働省：日常生活用具給付等事業の概要．〔https://www.mhlw.go.jp/stf/seisakunitsuite/bunya/hukushi_kaigo/shougaishahukushi/yogu/seikatsu.html〕
4) NPO 法人 日喉連．〔https://www.nikkouren.org〕

がんゲノム医療とはどのようなものでしょうか？ 目的や検査の流れ，値段についてなど教えてください

　がん患者さんの遺伝情報に基づき，最適な治療薬を選ぶ「がんゲノム医療」「がん遺伝子パネル検査」についてまとめました．

I がんゲノム医療とは

　ゲノムとは，遺伝子(gene)と染色体(chromosome)から合成された言葉で，DNA のすべての遺伝情報のことです．

　がんゲノム医療は，遺伝情報に基づくがんの個別化治療(患者ごとに治療選択を行う医療のこと)の一つです．

　主にがんの組織を用いて，がん遺伝子パネル検査で多数の遺伝子を同時に調べ，遺伝子の変異を明らかにすることで，一人ひとりの体質や病状に合わせて治療などを行う医療を指します[1]．

　国内における初めの取り組みは，2013 年 7 月，国立がん研究センターで行われた TOP-GEAR(Trial of Onco-Panel for Gene-profiling to Estimate both Adverse events and Response)プロジェクトです．これは，がん遺伝子パネル検査(OncoGuide™ NCC オンコパネルシステム)の開発と実施，結果に基づき，遺伝子変異別に治験や臨床試験に参加できるようにしたものでした．

　その後，急速な進歩を遂げ，2019 年 6 月にはがん遺伝子パネル検査が保険適用になりました[2]．患者さんの負担が軽減されるため，利用が増えることが期待されます．

II がん遺伝子パネル検査について，その目的

　がん遺伝子パネル検査とは，生検や手術などで採取されたがんの組織を用いて，高速で大量のゲノムの情報を読みとる「次世代シークエン

サー」という解析装置で，1回の検査で多数(多くは100以上)の遺伝子を同時に調べる検査のことを指します．

　がん遺伝子パネル検査の目的は，がんの原因となる遺伝子変異の探索と，遺伝子変異による分子標的薬剤の探索です．しかしながら，実際の治療につながるのは10%程度と報告されており，そこまで高くありません[3)4)]．また，がん種ごとに遺伝子変異の違いがあります．

　がん遺伝子パネル検査で治療につながる変異，薬剤候補があっても，がんの進行や体力の低下で，治療につながらないこともあります．よって，患者さんの病状の進行，全身状態を鑑みつつ，がん遺伝子パネル検査を行います．

　そこで，抗がん薬治療中より，将来的にがん遺伝子パネル検査を行うことは可能か，検査するタイミングについてなど担当医と話し合っておくことが欠かせません．

　2021年1月現在，日本では「OncoGuide™ NCC オンコパネル」(腫瘍組織検体と血液検体を使用)と「FoundationOne® CDx がんゲノムプロファイル」(腫瘍組織検体を使用)が，保険診療にて用いることができます．また，2021年2月現在，血液検体を用いた固形がんの包括的ゲノムプロファイル検査として「FoundationOne® Liquid CDx がんゲノムプロファイル」と「Guardant(ガーダント)360® CDx」の承認申請が実施されています(「FoundationOne® Liquid CDx がんゲノムプロファイル」は，2021年3月に承認されています)．

　血液検体で遺伝子変異を判定する「Guardant(ガーダント)360® CDx」は，2021年2月現在，自費診療となっています．料金は施設によって差はありますが，40〜50万円ほどとされています．こちらは，病理組織検体を使用する必要はなく，血液検体を使用して検査できます．

がん遺伝子パネル検査を行う方法と用いるもの

　手術をした標本の病理組織検体もしくは血液検体を用いて，多数の遺伝子を同時に調べ，遺伝子変異を明らかにします．手術検体の保管状態や手術時期によっては，提出が難しいことがあります．そのため，担当

医は手術した検体を管理している病理部との細かな連携が必要になります.

　がん遺伝子パネル検査に用いる検体には，高品質なDNAが十分量必要とされます．そのため，手術や生検を行って，原則として3年以内のものが望ましいとされます．検体の採取日時や保存状態も重要です．

Ⅳ　がん遺伝子パネル検査を行うべき症例

　標準治療(大規模な臨床試験によって，治療効果の可能性が示され，かつ安全性が許容された，最も推奨される治療法)終了が見込まれる症例，標準治療終了後の症例，標準治療がない原発不明がんや希少がんの症例などが挙げられます．とくに，原発不明がんや希少がんの場合は，診断が確定した時点で検査を考慮します．

　患者さんの全身状態が良好であること，予後も重要な要件となります．これは，FoundationOne® CDx がんゲノムプロファイル遺伝子パネル検査の結果が判明するまで1〜2か月程度かかるためです.

Ⅴ　がん遺伝子パネル検査が行える施設とその役割

　2021年4月現在，厚生労働省より，がんゲノム医療中核拠点病院(12施設)，がんゲノム医療拠点病院(33施設)，がんゲノム医療連携病院(180施設)が指定されています．ゲノム医療を必要とするがん患者さんが，全国どこにいても，がんゲノム医療を受けられる体制が構築されつつあります(図1)．病院ごとの役割について表1にまとめます．施設については，厚生労働省ホームページ　がん診療連携拠点病院等(https://www.mhlw.go.jp/stf/seisakunitsuite/bunya/kenkou_iryou/kenkou/gan/gan_byoin.html)や，お近くのがん相談支援センターでも探すことができます．各病院の役割については表1をご参照ください[5)6)].

Ⅵ　がん遺伝子パネル検査の一連の流れと宮城県立がんセンターにおける流れ(図2)

　がんゲノム医療中核拠点病院，がんゲノム医療拠点病院，がんゲノム

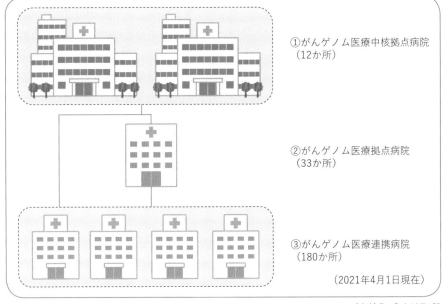

図1 がんゲノム医療の体制

①がんゲノム医療中核拠点病院
（12か所）

②がんゲノム医療拠点病院
（33か所）

③がんゲノム医療連携病院
（180か所）

（2021年4月1日現在）

（文献5，6より作成）

表1 病院ごとの役割

	施設数	主な役割
がんゲノム医療中核拠点病院	12	• 専門家が集まって遺伝子解析結果を検討する会議（エキスパートパネル）が開催できる • がんゲノム情報に基づく診療や臨床試験，治験の実施，新薬の開発 • がんゲノム医療関連の人材育成を行う
がんゲノム医療拠点病院	33	• 専門家が集まって遺伝子解析結果を検討する会議（エキスパートパネル）が開催できる • がんゲノム医療中核拠点病院と連携し，ゲノム医療を行う
がんゲノム医療連携病院	180	• がんゲノム医療中核拠点病院またはがんゲノム医療拠点病院と連携してがんゲノム医療を行う

　医療連携病院でがん治療をしている場合は，自施設で対応することとなります．がんゲノム医療に特化したがんゲノム専門外来（施設によって名前が異なることがあります）にて運用されていることが多いです．な

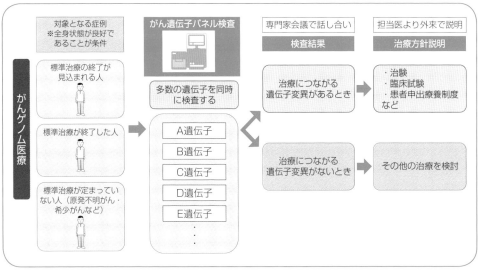

図2 がんゲノム医療の一般的な流れ

対象となる症例
※全身状態が良好で
あることが条件

標準治療の終了が
見込まれる人

標準治療が終了した人

標準治療が定まってい
ない人（原発不明がん・
希少がんなど）

がんゲノム医療

がん遺伝子パネル検査

多数の遺伝子を同時
に検査する

A遺伝子
B遺伝子
C遺伝子
D遺伝子
E遺伝子
:

専門家会議で話し合い

検査結果

治療につながる
遺伝子変異があるとき

治療につながる
遺伝子変異がないとき

担当医より外来で説明

治療方針説明

・治験
・臨床試験
・患者申出療養制度
など

その他の治療を検討

（文献1より一部改変）

お，ここではがんゲノム専門外来と記載します．

　自施設でがん遺伝子パネル検査が施行できない場合は，最寄りのがん
遺伝子パネル検査ができる病院のがんゲノム専門外来に紹介，受診とな
ります．受診の際は，外来の予約，担当医からの診療情報提供書が必要
です．図2に一般的な流れを示します．

　がんゲノム専門外来では，担当医やがんゲノム医療コーディネーター
より，がん遺伝子パネル検査の説明が行われます．主に，検査の流れや
費用，提出した検体で検査ができないことがあること，二次的所見（本来
の検査の目的である遺伝子のほかに遺伝性の遺伝子変異が発覚するこ
と）について，遺伝子の異常があっても治療につながらないことがある
こと，遺伝性腫瘍が疑われるときの対応方法（結果開示希望の有無の確
認，遺伝カウンセリング）などについてです．二次的所見には治療法・予
防法がない場合もあり，二次的所見や遺伝性腫瘍の可能性を知ったこと
で精神的負担が増加することもあります．変異がみつかった場合は，患
者さん本人やそのご家族にどのような形で情報提供するのか慎重な対応
が望まれます．

　がん遺伝子パネル検査の同意を取得後，解析資料の検体準備を行いま

表2 専門家会議の構成メンバー

	人数
抗がん薬治療に関する専門的な知識および技能を有する臨床領域の異なる常勤の医師	複数名
遺伝医学に関する専門的な知識および技能を有する医師	1名以上
専門的な遺伝カウンセリング技術を有する者	1名以上
病理学に関する専門的な知識および技能を有する常勤の医師	複数名
分子遺伝学やがんゲノム医療の専門家	1名以上
バイオインフォマティクスに関する十分な知識を有する専門家	1名以上
症例の担当医または代理者	

す．腫瘍組織検体は，保存されている過去の検体を利用することが多いですが，検体がない場合，または量が不十分な場合，新たに組織を採取することもあります．提出された検体は，臨床検査会社の検査室で解析が実施されます．がん遺伝子パネル検査の検査レポートの内容を用いて，専門家会議（エキスパートパネル）で話し合うこととなります．

内容は，患者さんの背景（年齢，性別，がん種や治療歴，既往歴，家族歴など），遺伝子の変異，適応となりうる治験や新規薬剤の候補について，遺伝性腫瘍の可能性などを話し合います．専門家会議の構成メンバーを表2にまとめます．

なお，専門家会議で話し合われた結果は，担当医より説明されます．もし，治験や患者申出療養制度（pp.213～214）を用いて使用できる薬剤がある場合は，相談したうえで治療を行える施設への紹介も考慮します．がん遺伝子パネル検査で，治験などが実施されていない適応外薬に対して，それぞれの遺伝子異常に対応する適応外薬を患者申出療養制度のもと，全国のがんゲノム医療中核拠点病院で他施設共同研究として行われています．

なお，遺伝性腫瘍が疑われるときは，患者さんと相談のうえ，遺伝カウンセラーに紹介することもあります．

図3 宮城県立がんセンターにおける遺伝子パネル検査の説明パンフレット

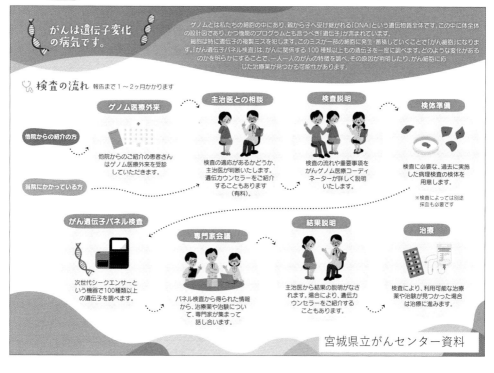

宮城県立がんセンター資料

がんゲノム専門外来を受診して，結果を説明するまでは，施設によって差はありますが，およそ1～2か月程度です．

当院（宮城県立がんセンター）はがんゲノム医療連携病院の一つです．なお，当院では，患者さんにイメージがつきやすいように，治療の流れを記載したパンフレットをあらかじめお渡しし，目を通していただいています（図3）．

＜患者申出療養制度とは＞[7]

日本の公的医療保険のもとでは，原則として，保険適用の療養と，保険適用がされていない療養とを同時併用（混合診療）することは認められていません．

保険収載されていないものの，将来的な保険収載を目指す先進的な医療などについては，保険外併用療養費制度として，安全性・有効性などを確認するなどの一定のルールにより，保険診療との併用を認めていま

す．患者申出療養制度とは，先進的な医療について，安全性・有効性などを確認しつつ，迅速に受けられるようにするものです．

がん遺伝子パネル検査の費用

1．保険要件

2021年2月現在，がん遺伝子パネル検査は標準治療がない/終了(見込み)の進行再発固形がん患者さんに対して1症例1回のみ保険適用とされています．

実施される診療行為の一つひとつに全国一律で保険点数が定められており，1点を10円で計算しています．

がん遺伝子パネル検査は，検査費用として56,000点(560,000円)が必要です．

検査費用は，同意書提出時(8,000点(80,000円))と3回目の診察(結果説明時(48,000点(480,000円)))の2回に分けて請求されることになります．

2．患者さんの負担の割合

患者負担割合が1割の場合は56,000円，2割の場合は112,000円，3割の場合は168,000円になります．そのほか，診察料や検体の準備などの費用が追加で必要となります．

高額療養費制度(pp.21～33)の対象となる場合がありますので，がん相談支援センターや病院の相談窓口でご相談ください．

治療につながる遺伝子変異がみつかった場合（宮城県立がんセンターの場合）

ここで，宮城県立がんセンターでの遺伝子パネル検査にて，治験につながった2例を紹介します．

症例 1 40歳台，女性．がん遺伝子パネル検査の結果，治験目的で他院に紹介し，治療を行っている症例

　上顎がんに対し上顎全摘術と再建術を施行しました．再発のリスクを下げるため，当院で，補助放射線治療を行ったものの，多発肺転移を認めました．抗がん薬治療を開始しましたが，病勢の進行があり，患者さんと相談のうえ，がん遺伝子パネル検査に提出しました．検査の結果，治験につながる遺伝子変異があり，治験ができる施設に紹介し，現在も治療を続けています．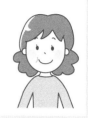

症例 2 70歳台，男性．患者申出療養制度を適応した症例

　ヨウ素治療不応の分化型甲状腺がん，肺転移で当院に紹介となりました．分子標的薬であるレンバチニブを投与中でしたが，病勢の進行を認め，がん遺伝子パネル検査に提出したところ，BRAF V600 変異を認めました．BRAF V600 変異がある場合，BRAF 阻害薬のダブラフェニブとMEK 阻害薬のトラメチニブ併用療法の効果が期待できますが，甲状腺がんでは保険上承認されておりません．よって，患者申出療養として治療する方針で他施設に紹介する予定です．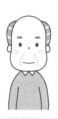

IX 現在の課題

　がん遺伝子パネル検査が保険承認されて，さまざまな課題も浮き彫りになってきました．患者さんに関係する課題について記します．

1．治療に結びつく割合が低いこと

　先にも記しましたが，がん遺伝子パネル検査の適応で，実際に検査を受けても，実際の治療に結びつく割合が1割程度と低いことが課題の一つとして挙げられます．

2．がんゲノム医療についての国民への周知が不十分であること

　がんゲノム医療を必要とするがん患者さんが，全国どこにいても，が

んゲノム医療を受けられる体制が構築されつつあります.

しかしながら，平成 30 年(2018 年)度の患者体験調査報告書[8]では，がんゲノム医療について「よく知っている，ある程度知っている」と回答したものはわずか17%でした. がんゲノム医療について正確な情報を，患者さん，ご家族に周知することも課題の一つとなっています.

(山﨑知子)

🔍 文　献

1) 国立がん研究センター　がん情報サービス：がんゲノム医療　もっと詳しく知りたい方へ.〔https://ganjoho.jp/public/dia_tre/treatment/genomic_medicine/genmed02.html〕

2) 厚生労働省：「診療報酬の算定方法の一部改正に伴う実施上の留意事項について」等の一部改正について.〔https://www.mhlw.go.jp/content/12400000/000514782.pdf〕

3) Sunami K, et al：Feasibility and utility of a panel testing for 114 cancer-associated genes in a clinical setting：A hospital-based study. Cancer Sci, 110：1480-1490, 2019.

4) 厚生労働省　健康局がん・疾病対策課：第 3 回がんゲノム医療推進コンソーシアム運営会議　資料 1-2 遺伝子パネル検査の実態把握調査の報告. 2019.

5) 厚生労働省　健康局がん・疾病対策課：第 3 回がんゲノム医療推進コンソーシアム運営会議　資料 1-1 がんゲノム医療推進に向けた取組の進捗. 2019.

6) 厚生労働省：がんゲノム医療中核拠点病院等の一覧表(令和 3 年 4 月 1 日から).

7) 厚生労働省：患者申出療養制度.〔https://www.mhlw.go.jp/moushideryouyou/〕

8) 国立がん研究センター　がん対策情報センター：患者体験調査報告書　平成 30 年度調査. 2020.

がん患者会(がんサロン)について教えてください
—秋田厚生医療センターの取り組み—

　「がん患者の気持ちは，がん患者にしかわからない．この気持ちをわかってほしい」　相談を受けていたがん患者さんからの何気ない一言ですが，心に響く言葉でした．がん相談支援センターで相談対応している担当者は，必ずしもがん経験者ではありません．最近はピアサポーター(がん体験者の仲間)※1 の存在も注目され，がん患者会活動に参加しているところもあります．

　「がん患者会※2」「がんサロン※3」は，がん患者さんしかわからない気持ちをわかり合える大事な場所です．患者さん同士はお互いの病気の話をし，スタッフはがん患者さんの気持ちに寄り添って一緒に時間を過ごし語り合います．その積み重ねが，患者さんが本来もっている力「患者力」(pp. 174〜177)を引き出せるきっかけになります．そして，社会とつながっているという実感をもってがんと上手に付き合っていこうと前向きに考えることができれば，時間がかかってもがんを受け入れ，気持ちは落ち着いてきます．

　当院では「患者同士で話ができる場所が病院にもあればいいな…」という患者さんの一言から，その思いを叶えるため「がんサロン」立ち上げに向けて準備をすすめ，今から11年前の2010年に「がんサロンきずな」を開設しました．地域がん診療連携拠点病院として「がんサロン」

※1 ピアサポーター：自分自身もしくは家族としてがんを経験し，同じような病気を患う患者，家族に対してサポートを行おうとする人．医療者とは異なり利用者と体験を共有しともに考える役割[1]．

※2 がん患者会：がん患者としての体験をもつ人たちが集まり，自主的に運営する会[2]．

※3 がんサロン：患者・家族が，がんのことを気軽に本音で語り合う交流の場．患者家族主体や医療機関，地域など運営のしくみはさまざま[2]．

の必要性が高まっていた時期でしたので，まずは集まってみようと声を
かけたところ，数名の参加がありました．参加者からは，がんの手術が
終わったばかりで不安だったが，こうして患者同士で話ができると「自
分だけではない」と思えて気持ちが楽になるという感想が聞かれました．
2013年12月より月1回の定期開催になり，場所は院内の情報コーナー
内，時間は第4金曜日の13：00〜15：00としました．初めは数名の参加
で懇談中心でしたが，内容を相談しながら，患者同士の語りだけではな
く，毎回テーマを決めて各職種から講演するスタイルになりました．薬
剤師より抗がん薬の話や管理栄養士からは治療中の食事について，また
緩和ケア認定看護師からは専門的な知識をわかりやすく話していただい
ています．都合がついたときに自由に参加できる体制にし，一度参加さ
れた方は本人の同意を得て登録をいただき，次回の案内を毎回送付して
います．現在登録者は約60人，サロンには毎回10人前後の参加があり
ます．当サロンでは患者さん本人だけでなく，ご家族でも，かかりつけ
が他院でも，がん種を問わずに参加いただいています．県内には乳がん，
肺がんなど病名に特化したサロンもありますので，自分と同じ病気のサ
ロンを希望する方は，そちらをご紹介しています．

　この度の新型コロナウイルス感染予防対策のため，「がんサロン」は
2020年3月より8か月間お休みしていました．しかし，開催の要望が強
く，開催場所を院内から院外のコミュニティセンターへ移し，飲食を中
止するなどの感染対策を徹底し，2020年11月より再開しました．お休
みしていた期間は定期的に登録者へお手紙を送り，またアンケートを実
施しました（回答30人/登録者57人）（図1）．結果は「がんサロン」の活
動については約90％の方が「必要」と感じており，参加を希望していま
した．開催日についても現状の月1回の希望が多く，企画に関しては，
まんべんなく希望を確認できました．オンライン開催も増えてきていま
すが，コロナ禍であっても，やはり人と人が話し合うことで気持ちが落
ち着く，ホッとするという声も多く寄せられました．年配であれば操作
や機器対応が難しいのでなおさらのようです．がん患者としての悩みや
気持ちをお話しする場が，コロナ禍でなくなってしまうのは悲しいと切

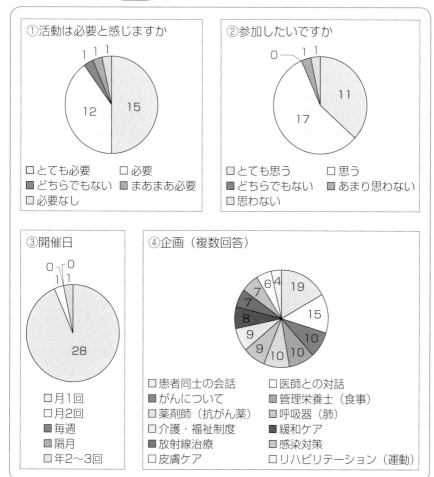

図1 アンケート結果（2020年8月）

①活動は必要と感じますか

- □ とても必要
- □ 必要
- ■ どちらでもない
- ■ まあまあ必要
- □ 必要なし

②参加したいですか

- □ とても思う
- □ 思う
- ■ どちらでもない
- ■ あまり思わない
- □ 思わない

③開催日

- □ 月1回
- □ 月2回
- ■ 毎週
- ■ 隔月
- □ 年2～3回

④企画（複数回答）

- □ 患者同士の会話
- □ 医師との対話
- ■ がんについて
- ■ 管理栄養士（食事）
- □ 薬剤師（抗がん薬）
- ■ 呼吸器（肺）
- □ 介護・福祉制度
- ■ 緩和ケア
- ■ 放射線治療
- ■ 感染対策
- □ 皮膚ケア
- □ リハビリテーション（運動）

実なお話をいただきました（表1）．

　8か月のお休みを経て再開したときの皆さんの笑顔が本当に印象的でした．サロンのみんなやスタッフのみんなに会えて嬉しいと口々にお話されていました．がんという病気を抱え，色々な情報に振り回され，相談する場所さえ奪われて不安な日々を過ごしている患者さんにとって「がん患者会（がんサロン）」は心の拠り所の一つであると思います．

　患者さんの忘れられない言葉があります．「人は最後一人で生きていかないといけないが，一人で生きていけるほど強くない．わずかな時間

表1 アンケートの自由記載の欄にいただいた患者さんが今感じている さまざまなご意見

- サロンで会っていた仲間やスタッフのみなさんに会えないことがとても寂しい.
- 新型コロナウイルス感染症で社会と隔離されていたが，手紙で社会とつながっていると実感できた.
- 夫の病状が大変で苦しいときだったので,みなさんのお話を伺い気持ちが楽になった.
- 患者家族として参加したが，自分ががんになったとき相談できる場所があると知って安心.
- 自分の苦しみを告白できる場所があるのがありがたい.
- 医療者からの話を自由に聞くことができる貴重な時間だと思う.
- サロンに参加できなくても，毎月案内が送られてきて大きな励ましになっている.
- 状況が変わってもサロンを続けてくれることが何よりの願いです.
- 医療機関の皆さんのご苦労は計り知れないが，がん患者も忘れないで欲しい.

でも場所でも社会とつながっていることが実感できれば，心の支えになる．そして，いつでも参加できる，いつでも話ができる，ここに来れば気持ちが落ち着くという場所がなくなりませんように.」

　「がん患者会（がんサロン）」は，自分だけではない，ここに来れば仲間がいて話ができる，家に籠っている人が外に出かけるきっかけになります．病院の受診日と一緒で，日常のひとコマとしての場所であれば，いつでも立ち寄れる場所です．継続は力なり．今後も患者さんや患者さんご家族にとって必要な場所として変わらずあり続けたいと思います.

　今は，がん診療連携拠点病院や地域がん診療病院でさまざまな「がん患者会（がんサロン）」が活動をしています．参加するには勇気やきっかけが必要ですが，まずは第一歩，ぜひ足を運んでみてください.

（和田美智子，守田　亮）

🔍 文　献

1) がん総合相談に携わる者に対する研修事業「ピアサポーター養成テキスト」. 2020.
2) 国立がん研究センター　がん対策情報センター編：患者必携　がんになったら手にとるガイド. pp.70-71, 学研メディカル秀潤社, 2013.

口腔ケアで医療費が節約できるのでしょうか？

節約できます

①がん治療前の歯科受診で，手術後の肺炎のリスクが約半分に減ります[1]．これは口腔ケアが肺炎の治療費の節約や，肺炎治療による入院期間を短縮できることを意味します．

②また，抗がん薬治療中の発熱のリスクが減ります．抗がん薬治療中に38.5℃以上発熱する人の5人に1人が，口腔内感染が原因といわれています[2]．よって口腔ケアは，抗がん薬治療時の発熱・全身状態悪化による入院治療のリスク減少につながります．

　口腔内には多数の細菌がいます．口腔内の清掃が不十分であると，歯垢（プラーク），歯石が増加し，口腔内細菌の増加につながります．抗がん薬治療による骨髄抑制などで全身の抵抗力が弱まったとき，口腔粘膜炎，口腔内感染症や肺炎の原因になります．全身麻酔を必要とする手術の患者さんの誤嚥性肺炎にもつながります．

　そこで，治療を始める前に口腔ケアを行うことで，細菌数をできるだけ少なくし合併症のリスクを減らすことができます．つまり，歯科での口腔ケアは医療費の節約になります．

　がん治療に向けて，定期的に歯科を受診されている方も，しばらく歯科を受診されていない方も，かかりつけ歯科がない方も，がん治療を始める前に歯科受診が必要です．

　かかりつけの歯科医院がない場合は，日本歯科医師会の「がん診療連携登録歯科医」（https://ganjoho.jp/med_pro/med_info/dental/dentist_search.html）から探すことができます．お近くの医療従事者に相談してみてください．

I 歯科医院で行うこと

歯科医院では，主に以下の3つを行います.

①口腔内の細菌は，その大多数が，歯の周りの汚れ（歯垢（プラーク）や歯石）のなかにいます．歯科医院で専用の道具を使用し，歯垢（プラーク）と歯石を除去するとともに，セルフケア方法についてアドバイスします.

②う蝕（むし歯）や歯周炎があれば応急処置をし，がん治療が円滑に行えるように努めます．義歯の調子が悪い（緩くて外れてしまう，接触して痛いなど）場合は修理・調整をします.

③がん治療中，治療終了後も定期的な口腔内チェック，清掃，メンテナンスを行います.

図1 がん治療に関する医科歯科連携：歯科受診の流れ （宮城県立がんセンターの場合）

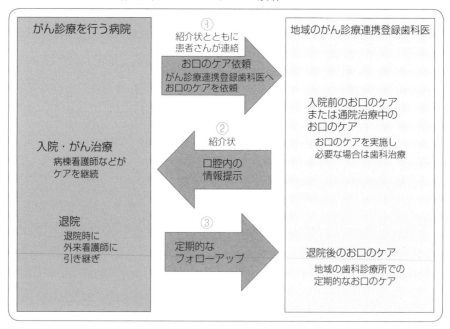

がん治療によるお口のトラブルは，治療後しばらく続くこともあります．そのため，普段よりう蝕（むし歯）や歯周炎のリスクが高くなるといわれています[3]．また，お口の機能の低下により死亡リスクが高まるという報告があります[4]．かかりつけ歯科医による定期的なお口のケアが必要です．

　図1は宮城県立がんセンターにおける医科歯科連携の仕組みとなります．

（臼渕公敏）

🔍 文　献

1) Ishimaru M, et al：Preoperative oral care and effect on postoperative complications after major cancer surgery. Br J Surg, 105(12)：1688-1696, 2018.
2) Toussaint E, et al：Causes of fever in cancer patients(prospective study over 477 episodes). Support Care Cancer, 14(7)：763-769, 2006.
3) Dominique S, et al：Periodontal Disease Assessed Using Clinical Dental Measurements and Cancer Risk in the ARIC Study. J Natl Cancer Inst, 110(8)：843-854, 2018.
4) Tanaka T, et al：Oral Frailty as a Risk Factor for Physical Frailty and Mortality in Community-Dwelling Elderly. J Gerontol A Biol Sci Med Sci, 73(12)：1661-1667, 2018.

がん患者でも
リハビリテーションはできますか？

がん患者さんでもリハビリテーションはできます

　一般的にはリハビリテーションのイメージは，運動をしたり，歩く練習をしたりすることが思い浮かぶでしょう．**リハビリテーション (Rehabilitation)はラテン語で Re（再び）habilis（適した）**という言葉から成り立っています．すなわち，病気やけがを抱えた方が再びその人らしい生活を送ることができるように支援することを指します．機能回復を目指してリハビリテーションを行うということは，がん患者さんでも，がん以外の患者さんでも変わることはありません．がんの治療をしながらリハビリテーションを行うことは必要です．しかし，実際の臨床現場では「がんの治療をしに来たのにリハビリテーションをするの？」と驚かれることが多くあり，まだ周知されていないのが現状です．では，なぜがん患者さんはリハビリテーションが必要なのでしょうか．

なぜ，がんのリハビリテーションは
必要なのでしょうか？

　近年のがん治療は早期発見，医療の発展がすすみ，がんの死亡率が減少しており，まさに「がんと共存する」時代となっています．しかし，がん患者さんはがんによる直接的な影響や治療過程によって身体的・心理的ダメージを受けてしまいます．例えば，筋力・体力の低下や倦怠感，息苦しさ，食欲不振，気力の低下，嚥下障害，しびれや神経 障 害性疼痛などさまざまなものがあり，生活の質（quality of life；QOL）の低下に結びつきます．このようなダメージを受けることで，日常生活動作（activities of daily living；ADL）に制限が生じ，QOL の低下をきたします．「がんになったのだから仕方がない」と思う方もおられますが，心身に不調があれば，退院しても，治療が終わっても元の生活に戻れたとはいえま

表1	リハビリテーションの対象となる障害の種類
がんそのものによる障害	・骨への転移による痛みや骨折 ・脳腫瘍による麻痺や言語障害 ・脊髄腫瘍や転移による麻痺や排尿障害 ・腫瘍が末梢神経を巻き込むことによるしびれや筋力の低下
がん治療の過程で生じる障害	・抗がん薬治療や放射線治療による筋力や体力の低下 ・胸部や腹部の手術後に起こる肺炎などの合併症 ・乳がんの手術後に起こる肩関節の運動障害 ・舌がんや甲状腺がんなど頭頸部にできるがんの治療後に起こる嚥下や発声の障害 ・腕や脚(四肢)に発生したがんの手術後に起こる機能障害 ・抗がん薬によるしびれや筋力の低下

（文献1より一部改変）

せん．がんのリハビリテーションはこれらの問題に対して二次的障害を予防し，機能や生活能力の維持・向上をはかるために必要です．リハビリテーションの対象になる障害の種類の例を表1にまとめます．

Ⅱ がんのリハビリテーションの実際

がんのリハビリテーションの実際はというと，大きく**「予防的」「回復的」「維持的」「緩和的」**4つの病期に分けられます．

1.「予防的」リハビリテーション

がんと診断された後，治療前後すぐに行われるもので，機能障害はまだありませんが，その予防を行う時期です．具体的には，手術前の呼吸練習や治療開始と同時期に行われる運動などを指します．機能障害や廃用症候群が起きてからではなく，事前にリハビリテーションを行うのが重要です．

がん治療におけるリハビリテーションにおいて，脳梗塞後の患者さんのリハビリテーションと大きく異なるところです．

2.「回復的」リハビリテーション

治療を行いましたが，残存する機能や能力より，最大限の機能回復を目指す時期です．手術や抗がん薬治療，放射線治療を行った後と考えるとイメージがつきやすいと思います．退院後も自宅でリハビリテーションを継続するため，ホームエクササイズの方法を聞くのも有用です．

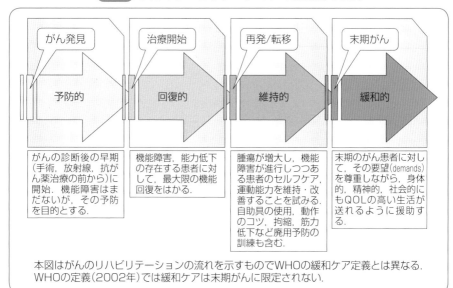

図1 がんのリハビリテーションの病期別の目的

本図はがんのリハビリテーションの流れを示すものでWHOの緩和ケア定義とは異なる。
WHOの定義(2002年)では緩和ケアは末期がんに限定されない。

(辻　哲也：Q2　病期別のリハビリテーションについて教えてください(目的とEBMに基づいた治療法)．
がんのリハビリテーションQ＆A　第1版．p.5，中外医学社，2015．より転載)

3.「維持的」リハビリテーション

　がんが増大しつつあり，機能障害，能力低下が進行しつつある患者さ
んに対して，すばやく効果的な手段によりセルフケアや移動の能力を増
大させる時期です．廃用症候群(拘縮，筋萎縮，筋力低下，褥瘡など)の
予防をすることも含まれます．

4.「緩和的」リハビリテーション

　終末期の患者さんに対して，ニーズを尊重しつつQOLの高い生活を
送れるようにすることを目的とします．疼痛，呼吸困難，浮腫などの症
状緩和をはかる時期です．

　予防的〜緩和的どの時期でもリハビリテーションは行われ，患者さん
一人ひとりの状態(病状，病期，身体機能など)やニーズ，価値観によっ
て内容は変化します(図1)．そのため，がんのリハビリテーションは
チームで行われ，医師，看護師，理学療法士，作業療法士，言語聴覚士，
医療ソーシャルワーカー(medical social worker；MSW)，公認心理師，

表2 がんのリハビリテーションを行うメンバー

職種	主な役割
医師	診断，がん治療を立案し治療をすすめていきます．また，機能低下や障害の程度を予測または評価し，各職種の意見も参考にしながらリハビリテーションの治療計画を立案します．看護師らとの連携・調整をはかり，リハビリテーションを指導・実行します．合併症が出現した場合は検討し，適切に対応します．
看護師	機能低下や障害の程度を把握したうえで，患者さんが安心してリハビリテーションに取り組めるように日常生活の視点からサポートします．また，患者さんが自主的にリハビリテーションの訓練が行えるよう，病棟での指導や支援も行います．
理学療法士	がんの発症や治療にともなう「体力低下」「運動麻痺」「呼吸困難」「骨折の危険性」などによって生活に支障をきたしている患者さんに対し，基本的動作能力（座る，立つ，歩く，走る，姿勢調整能力など）の回復や維持および障害の悪化の予防を目的に運動療法や物理療法（温熱，電気などの物理的手段による治療）などを用いてリハビリテーションを行います．
作業療法士	がんの状態をふまえて身体機能，精神・心理機能，高次脳機能などの評価を行います．その結果から上肢機能，「食事」「排泄」「更衣」などの応用的な動作訓練，仕事・学校生活などの社会的能力の訓練やリンパ浮腫への対応を行います．また，自助具の製作，福祉機器の適合などにより残存機能の活用，新規能力の開発や代償能力の獲得をはかります．
言語聴覚士	がんの治療や進行により，声が出ない，発音ができない，言葉が出ないといった，「人」ならではのコミュニケーション能力に問題を抱えた場合や，飲み込みがうまくできない患者さんに，評価・訓練，指導や助言を行います．機能回復とともに，就労などの社会的支援や心理的サポートも含め，QOL の向上に努めます．
医療ソーシャルワーカー（MSW）	地域や家庭において自立した生活を送ることができるよう，社会福祉の立場から患者さんやご家族が抱える心理的・社会的な問題の解決・調整を援助し，社会復帰の促進をはかります．
公認心理師	がんの診断や治療，がんの臨床過程によって生じる心理反応，精神症状（適応障害，うつ病，せん妄）を理解し，患者さんの精神的苦痛軽減に向けて支援を行っていきます．
管理栄養士	がん患者さんの栄養状態を把握し，入院中の栄養管理や食事指導，退院後の食事指導などを行います．
薬剤師	抗がん薬の調製，投与量やスケジュールの管理，患者さんへ使用する薬剤について説明，服薬のサポートを行います．薬剤投与後の副作用を確認し，必要に応じて担当医に支持療法薬（副作用対策や鎮痛剤など）を提案し適切に治療を行えるように支援します．

（文献 1 より改変）

管理栄養士，薬剤師などで構成されています（表2）．多職種のスタッフでかかわっていきますので，不安なことや聞きたいことなどがあれば，近くの医療従事者に相談してみてください．

 がんのリハビリテーションはどこでできるのか

大きくは病院，在宅の2つのパターンがあります．入院中は，担当医のリハビリテーションの処方箋のもと，理学療法士，言語聴覚士などが，患者さんの体調，体力などを鑑みてメニューを組み立て，リハビリテーションを行います．退院し，在宅で療養されている方の場合は，介護保険制度の「訪問リハビリテーション」や「デイケア」など各種サービスの利用でリハビリテーションを行うことができます．また，特定条件を満たせば医療保険でも在宅でのリハビリテーションを受けることができます．

 がんのリハビリテーションの情報について

リハビリテーションの情報は，書籍やインターネットで手軽に得ることができるようになってきました．しかし，正確ではない情報もあり，注意が必要です．国立がん研究センターのがん情報サービス[1]へのアクセスや，地域のがん診療拠点病院に併設されているがん相談支援センターなどへ相談することも有用です．

（吾妻美里）

🔍 文　献

1) 国立がん研究センター　がん情報サービス：がんの療養とリハビリテーション．
[https://ganjoho.jp/public/dia_tre/rehabilitation/reha01.html]

**がんの親をもつ子どものケアは
どうしますか？**

　　がんと告知された方は，「家族へなんと伝えたらよいだろう」と
ご家族の状況や心情を思慮されます．

　とくに未成年の子どもがいらっしゃる方は，「伝えることで子どもの
気持ちや行動，子どもを取り巻く環境へ影響があるのではないだろう
か」と危惧したり，子どもの年齢が低いほど「まだ小さいから，がんと
いうことはよくわからないだろう」と考え，がんという病気を子どもに
伝えるか否かを悩まれたり，実際に子どもにがんを伝えるときにはどの
ようにしたらよいのかと具体的な懸念を抱きます．

Ⅰ　子どもに「がん」を伝えないということ，伝えるということ

　「がん」や「がんの再発」と告知されたときから数週間，心が落ち着
かず，日々の生活を維持しようとしてもうまくいかない，子どもたちに
は隠れて大人同士で病気や治療のことを話す，そんな経験はありません
か？　「がんについて知らせていない」「子どもにはみせていない」つも
りの大人の行動は子どもたちにどのように映るのでしょう．

　子どもたちは，このような大人の些細な変化を敏感に感じとるといわ
れています．大人の感情が緊張した状態を，子どもたちは「なんでだろ
う．怖い」「何か隠しごとがあるのかな」「私のせいなのかな」と考え，
不安や恐怖，悲しみや孤独感，罪悪感などの多岐にわたる感情を抱きま
す．その反応は，怒る，泣くという感情的な反応，痛み，食欲減退や吐
き気などの身体症状，「赤ちゃん返り」と表現されるような退行や，睡
眠障害などの日常生活の変化として現れることもあります．これは，子
どもたちは人生の経験が少なく，ストレスへの対処のレパートリーも少
ないことからの反応になります．また，思春期は反抗期とも呼ばれ「親
への依存と自立」という成長・発達の段階にあります．そのため，通常

であっても自分の考えや気持ちを素直に話すことができず，親や社会へ反抗するということがあります．親が病気であることについても同様で「心配だが親には聞けない」と感じ，不安を一人で抱えストレスが増大し，さらに周囲との関係に軋轢を増すといった，周囲の人からは「問題行動」ととらえられる反応を示す場合もあります．

　子どもたちのストレスを低減させる支援として，子どもの年齢に応じた表現での病気や治療に関する正しい情報の提供と，心理社会的なサポートが重要になります．

Ⅱ 子どもにどうやって伝える？

　初めてがんを告知された方は，からだに「イボみたいなのができた」「しこりができた」などと，初期治療が開始されるその前になんらかの表現で，病気に関することを子どもたちへ伝えた方もいらっしゃるかもしれません．

　がんの治療が手術のみ，または明らかな外見の変化をともなわない治療であれば「元気になったから心配しなくていいよ」と子どもたちを安心させようと声をかけ，病気について触れないで過ごされる方も少なくありません．

　しかし，がんの悪性度や進行度によっては，抗がん薬治療や放射線治療が行われ，外見の変化や日常生活へ影響を及ぼす身体症状が出現する場合もあります．

　大人は子どもを安心させたいつもりでも，病気や治療に対する曖昧な表現や，体調や外見の変化の理由を伝えないことで，かえって子どもたちは混乱し，不安を強めてしまうこともあります．

　また，上の子どもには「がん」であることを伝え，末の子どもはまだ幼いからと伝えないという場合もあるでしょう．この場合，末の子は後々「自分にだけ本当のことを教えてくれなかった」などと家族のなかでの疎外感を抱き，深く傷ついてしまう場合もあります．

　子どもの年齢に応じた表現を用いながら「がん」を伝えていくことが重要になります．

Ⅲ 子どもに伝える前に

　まずは「大人の気持ちが安定すること」が大切です.

　「がん」を子どもに伝えるときに, 伝える大人側が感情的になったら, 子どもも動揺し心配するかもしれません. また,「この話題はお父さん/お母さんを悲しませてしまう」と考える子どももいます.「がん」や「がんの再発」を告げられた直後はとくに, 大人の心も大きく動揺します. また, 治療の見通しが立っていない段階では, これからどのような変化が起こるのかがわからず「何をどうしたらよいのか考えられない」と混乱したり, 見通しの立ちにくさに不安になるのは当然です. まずは, 治療と患者さんご自身のからだや日常生活への影響などの情報を得ましょう. そして, 患者さんご自身が信頼する方々や医療者に気持ちを話し, 少しずつ整理をしていくことからはじめましょう.

　もし, 子どもに「がん」を伝えることに不安があるときは, あなた以外の子どもの養育者やあなたが信頼できる人に傍にいてもらいましょう.

Ⅳ 子どもに「がん」を伝えるときのポイント

　子どもへのケアの視点も含めて伝えるときのポイントを記していきます.

1. 3つのCを念頭に置き, 子どもの「知りたい」「知りたくない」を尊重して伝える

　「3つのC」とは, Cancer（がん）, not Caused（だれのせいでもない）, not Catchy（伝染しない）, の頭文字のCをとったものになります（Hope Tree ホームページ[1]参照）.

　子どもたちの多くはこれまでに大きな病気をしたことがなく,「病気」という表現は「風邪」などのようにすぐ治るものととらえたりします. また,「風邪」のように人からうつったり, うつしてしまうことがあるととらえる場合もあります. がんが他の人にうつると考えていると, 治療によって脱毛した親の姿をみて「自分も何か病気になったら髪の毛が抜けるのではないか」と不安を抱く場合もあります.

そのため，「がん」という言葉を用いて，他の人にうつったり，うつしたりすることはないこと，一時的な通院で治るものとは異なり継続的な治療や定期的な通院も必要になってくることなどを伝えましょう．

また，とくに年齢の低い子どもほど「自分が悪いことをしたから病気になってしまった」と思い，自分を責めてしまう場合があります．そのため，「がんという病気はだれのせいでも，何かをしたから，しなかったからなったわけではない」ということを伝えることが大切です．

子どもにも正しい情報を伝えることは大切ですが，親の病気について「知りたいこと」と「知りたくないこと」があります．「病気になったのだけど，そのことについて話をしていい？　聞きたくないことはある？」など，子どもの意思を尊重しながら話をすすめていきましょう．

2．いつ伝える？

大人でも「悪い話」を聞いた後は，不安や懸念を抱いたり，混乱する日が続きます．それは子どもも同様です．「悪い話」の後に子どもたちが疑問や不安を打ち明けられる場と時間がもてるよう，伝えるタイミングを考えましょう．

1週間や1日のなかで考えてみると，「がん」について話した後に，子どもが十分に疑問や不安な気持ちを打ち明けられる時間があるほうが，子どもにとっても安心して過ごせる時間になります．平日の朝や日曜の夜などではなく，子どもとの時間をしっかりととれる曜日・時間にお話しすることが望ましいと思われます．

3．何を伝える？

「3つのC」を念頭に置き，さらに患者さんご自身が受ける治療について子どもがわかる表現で伝えましょう．治療は，どのような治療を行うのか，その期間はどれくらいかかるのか，外見の変化も含めて副作用症状や合併症はあるのか，日常生活および日常で子どもたちにかかわる役割のなかで，どんなことに影響があるのか，だれが世話を代わりに行ってくれるのかなどです．事前に情報を伝えることで，子どもたちの心の準備にもつながります．

また，インターネットなどを活用できる子ども達は，少しの情報をも

とに自ら調べたりもします．多様な情報にさらされることで不安になることがあります．病気や治療に関すること，または自分のつらさや話しにくさについても率直に話してよいことを伝えましょう．

子どもに「がん」を伝えるということは，とても勇気のいることで，親としてどのように子どもを支えていったらよいか悩まれることも多いと思います．また，子どもの質問に戸惑うこともあるかもしれません．

そんなときは「子どもとがんについて話をすることを相談したい」と医療者に声をかけてください．子どもとの向き合い方や活用できる資源，子どものケアに関する知識をもった専門家を紹介します．

また，子どもたちは親の前ではみせない複雑な感情を学校や習い事などの場で表出する場合もあります．子どもが所属する教育機関などに患者さんご自身の病気や治療の見通し，子どもに関する気がかりを伝え情報を共有すること，そして子どもが安心して感情を表出できる大人の存在を作ってあげましょう．

がんの親をもつ子どもを支援する「Hope Tree」のサイト（https://hope-tree.jp/）[1]には，がんや死についての年齢に応じた子どもの理解や支援方法，絵本などの活用できる資源，がんの親をもつ子どもや死別を体験した子どものサポートプログラムを開催している施設などの情報が掲載されています．

（佐々木理衣）

🔍 文 献

1) Hope Tree（ホープツリー）　がんになった親を持つ子どもへのサポート情報サイト．〔https://hope-tree.jp/〕

患者さんごとに使えるサービスは異なります

症例4：ひとり親家庭の患者さんの場合

症例4 40歳台，女性．下咽頭がん術後再発

現病歴

X年Y月：嚥下障害にて近医受診．下咽頭がんの診断でがんセンター
紹介．手術の方針．

X年Y+2月：咽頭喉頭食道摘出術を施行．失声．再発のハイリスク
症例でもあり，補助的に化学放射線療法を施行．

X年Y+4月：頸部リンパ節と肺に再発．手術は難しいとの診断．抗
がん薬治療を施行する方針．

既往歴 なし

家族構成 （当科初診時）
中学3年生の男子と小学6年生の女子との3人暮らし．近所
には親類なし（夫とは離別）．サポーターは不在である．

患者さんが不安なこと

・子どもたちのこと（教育）
・治療費について
・自宅での緊急時の連絡手段について

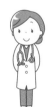

医師の立場から

　　　頭頸部がん術後再発のため，今後，緩和的な抗がん薬治療
を必要とする患者さんです．根治は困難であること，進行を
抑え，がんの症状を和らげることを目的とした治療になるこ
とをお話しします．本症例の場合は手術を行い，わずか数か月で再発し
ており，患者さんの落胆，不安にもより配慮するべき症例と考えます．

本症例では，手術にて喉頭を摘出したため，失声{しっせい}となりました．喉頭摘出による失声{しっせい}は，身体障害者3級に相当するため行政へ申請を行います．また，コミュニケーション手段に配慮し，自宅での緊急時の連絡手段も決めておきます（例：キーパーソンへの電話の発信やLINE，メールなど）．

　代用音声には，電気式人工喉頭の使用，食道発声，シャント発声があります．加えて，筆談やメールの併用も必要かと思います（pp.201〜206）．

　本症例はひとり親家庭であり，義務教育中のお子さんを2人おもちです．初診時には家族構成，キーパーソンの確認をしておきます．子どもにサポートが必要と予想される場合は，病院として一連にサポートができるように，多職種，外来と病棟とで情報共有を行います．

　加えて，子どもたちが，親（患者さん）の病状について，どの程度理解をしているのかを確認しておきます．子どもたちの理解が不十分な場合，患者さんの了解を得て，病状の説明を医療者がサポートする場面もあるかもしれません．また，必要に応じて，通学している学校や教育委員会，スクールカウンセラーとの連携も行います．本症例の場合は，根治が困難でもあり，患者さんが亡くなり，子どもたちが遺されてしまった後まで考えておくことが大切かと思います．

　治療費に関しては，ひとり親家庭でもあり，行政のサポートを受けることが可能です．次項の「看護師の立場から」を参照ください．

（山﨑知子）

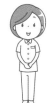

看護師の立場から

▶経済的支援[1]

　ひとり親家庭は「ひとり親家庭等医療費助成制度」が活用できます．この制度は未婚・離婚・死別などの理由による母子家庭や父子家庭，配偶者が障害などにより長期にわたって労働能力を失っている場合，法令により長期にわたり拘禁されている場合など「ひ

とりで児童を養育している父母」，または父母に養育されていない児童を養育している方を対象とし，養育対象の児童が満18歳に達した年度末まで，その子どもと養育している人の医療費の一部が支給される制度になります．

▶一時的に活用できる養育にかかわる支援[1]

通院や入院による治療によって子どもの養育が一時的に困難になった場合，都道府県または市区町村および委託事業所において，家事援助や一時預かりなどの支援を受けることができます（表1）．

事前手続きなどが必要となりますので，支援をご希望の方は各自治体にご確認ください．

▶教育機関との連携[2][3]

親ががんで治療中であるということは，子どもにとって日常と異なる体験の一つです．とくにひとり親の場合，治療や病状の悪化で体調が悪くなり，日常生活に支障をきたすと，子どもたちの家庭内の役割も変化します．また，親の入院によって養育者が欠如する体験をします．とくに母親が患者で子どもが乳幼児である場合，母子分離となり乳幼児にとってストレスの大きな状況となります．また，子どもたちは自分自身の学校や部活，余暇を過ごすことについて「親が病気なのに，自分だけが楽しんでいていいのだろうか」「周りのみんなは楽しそうにしているのに，なぜ自分だけが我慢をしなくてはいけないのだろう」と親の病気を心配し，自分の行動に葛藤を抱く場合もあります．とくに思春期であれば，親にはみせない真の感情を家庭の外で表出する場合や，自分の気持ちを率直に表現できず，周囲との関係に軋轢が生じる場合もあります．

子どもの教育機関に，患者さんご自身の病気や治療の見通しや，子どもの生活状況や感情などで気がかりなことを伝え，情報共有していくことも必要です．

教育機関には担任のほかに，各々の教育機関で勤務形態は異なりますが，スクールカウンセラーがいます．スクールカウンセラーは，臨床心理に関する専門的知識をもつものが担っており，児童や生徒，その保護者で，さまざまな心の問題をもつ人たちを支援していく役割がありま

表 1　一時的に利用できる養育にかかわる支援

事業名	対象	受けられる支援内容	備考
ひとり親家庭等日常生活支援事業	市区域内に居住のひとり親家庭等であり、一時的に家事援助、保育などのサービスが必要な家庭等および生活環境などが激変し、日常生活を営むのに、とくに大きな支障が生じている家庭が対象	家庭生活支援員の派遣、または家庭生活支援員の居宅などにおいて児童の世話を行う ・乳幼児の保育　　・児童の生活指導 ・食事の世話　　　・住居の掃除 ・身の回りの世話　・生活必需品などの買い物 ・医療機関などの連絡　・その他必要な用務	各世帯の状況によって異なるが、1時間あたりの料金が設定されている
子育て短期支援事業・短期入所生活援助(ショートステイ)事業	保護者の疾病や仕事などの事由により児童の養育が一時的に困難になった場合、また育児不安や育児疲れ、慢性疾患児の看病などの身体的・精神的負担の軽減が必要な場合が対象	一時的に児童を児童養護施設、乳児院、保育所などで預かる	利用期間は原則7日間 利用料金は市区町村によって異なる
ファミリー・サポート・センター事業	すべての子育て家庭を対象とし、地域において育児や介護の援助を受けたい人(依頼会員)が対象	提供会員(援助を行うことを希望し会員登録されている者)が派遣される ・子どもの預かり、送迎など	援助を受けたい場合は事前に会員登録が必要となる 利用料金は市区町村によって異なる
緊急保育サービス	保護者の病気や事故、出産、同居親族の看護・介護などの理由で緊急に一時的に保育が必要となる子どもが対象	一時預かり事業実施保育所などでの子どもの預かり	保育時間・期間および利用料金は市区町村によって異なる

＊居住する市区町村のホームページから、各事業の詳細な内容をご確認ください。
また、事前手続きが必要となりますので、ご利用を検討される方はご確認ください。

す．子どもが感情を表出しても，安心して過ごせる環境を作ることが大切です．

▶親との死別を体験する子どもへの支援[4]

　本症例の方のように，再発によりがんが完治する見込みのない状況である場合，子どもたちから「親の死」を遠ざけることはできません．また，養育者がいなくなり，子どもたちが信頼し相談できる大人が身近にいないことは「これから自分はどうやって生活していくのだろう」「学校へは行けるのだろうか」など生活基盤の揺らぎ，将来の不安にもつながります．「死」に関する話題は，大人にとっても子どもにとっても，とてもつらい気持ちになるため，その話題を避けたいと思うかもしれません．しかし，可能であれば，子どもにも気持ちの準備をする時間がもてるよう，比較的体調のよい時期から「もしも」のときの子どもの将来の生活を子どもとともに考え，親との死別後も安全に生活できる環境を示すことも大切になります．

（佐々木理衣）

🔍 文　献

1) 厚生労働省：政策について　子ども・子育て支援　母子家庭等関係．〔https://www.mhlw.go.jp/stf/seisakunitsuite/bunya/kodomo/kodomo_kosodate/boshi-katei/index.html〕
2) 文部科学省：政策審議会　教育相談等に関する調査研究協力者会議（第2回）配付資料．〔https://www.mext.go.jp/b_menu/shingi/chousa/shotou/066/shiryo/1369890.htm〕
3) 文部科学省：政策審議会　児童生徒の教育相談の充実について一生き生きとした子どもを育てる相談体制づくり一（報告）．〔https://www.mext.go.jp/b_menu/shingi/chousa/shotou/066/gaiyou/1369810.htm〕
4) Hope Tree（ホープツリー）　がんになった親を持つ子どもへのサポート情報サイト．〔https://hope-tree.jp/〕

索 引

索引

まず知っておきたい！
がん治療のお金，医療サービス事典

2021 年 6 月 25 日　第 1 版第 1 刷発行（検印省略）

編　集　山　﨑　知　子

発行者　末　定　広　光

発行所　株式会社　全日本病院出版会
　　　　東京都文京区本郷 3 丁目 16 番 4 号 7 階
　　　　郵便番号 113-0033　電話（03）5689-5989
　　　　　　　　　　　　　　FAX（03）5689-8030
　　　　郵便振替口座　00160-9-58753
　　　　印刷・製本　三報社印刷株式会社